EPILEPSIA
Os mitos e os fatos

Bernadette Booysen

OS MITOS E OS FATOS

First edition. October 14, 2022.

ISBN: 979-8215519257

Written by Bernadette Booysen.

Also by Bernadette Booysen

Epilepsy

My Lessons and Experiences

The Myths and the Facts

الأساطير و الحقائق

�����

Die Mythen und die Fakten

I Miti e i Fatti

Os Mitos e os Fatos

���� �� ����

�����

Les mythes et les faits

Dedicação

Este livro é dedicado a você, leitor. Você é a pessoa que tomou a iniciativa e comprou este livro para aumentar seu conhecimento e conscientização sobre a epilepsia como um distúrbio. É por sua causa que podemos ajudar os outros a entender, mesmo que seja uma coisinha, sobre a epilepsia. Esses mitos que são acreditados por milhões de pessoas precisavam ser explicados porque o estigma causado por esses mitos faz com que as pessoas com epilepsia se sintam envergonhadas por ter o distúrbio e a maioria das pessoas com epilepsia sofre de depressão e ansiedade por causa disso. Portanto, este livro é dedicado a você.

Este livro é projetado para fornecer informação, educação e motivação para os leitores. É vendido com o entendimento de que o autor não se compromete a prestar qualquer tipo de aconselhamento psicológico, jurídico ou profissional. cujo conteúdo é a única expressão e opinião de seu autor. Nenhuma garantia é expressa ou implícita. O autor não será responsável por quaisquer danos físicos, psicológicos, emocionais, financeiros ou comerciais, incluindo, mas não limitado a, danos especiais, incidentais, consequentes ou outros. Você é responsável por suas próprias escolhas, ações e resultados. Você é incentivado a compartilhar todo ou parte do conteúdo deste livro em nome de ajudar outras pessoas, desde que seja dado crédito a Bernadette Booysen e ao título do livro.

os mitos

1.Epilepsia é rara

2.Epilepsia é uma doença mental, uma forma de loucura ou retardo

3.Coloque algo na boca de alguém que está tendo uma convulsão para evitar que engula a língua

4. Conter ou segurar alguém que está tendo uma convulsão

5. Você pode fazer alguém 'sair' de uma convulsão

6.Qualquer pessoa diagnosticada com epilepsia não pode dirigir

7.Todos os epilépticos perdem a consciência e têm convulsões

8. A epilepsia não pode ser controlada

9. A epilepsia é um distúrbio vitalício

10. Epilepsia não mata

11. Só as crianças têm epilepsia

12. Pessoas com epilepsia são deficientes e não podem levar uma vida normal com família e filhos

13. Mulheres com epilepsia não podem ter filhos e nunca devem se casar

14. Toda epilepsia é genética

15. Pessoas com epilepsia são loucas, amaldiçoadas ou possuídas por espíritos malignos

16. Nenhuma pessoa famosa teve epilepsia

17. Pessoas com epilepsia não são tão inteligentes quanto as pessoas comuns

18. As pessoas que têm convulsões não conseguem lidar com trabalhos de alta pressão ou muito exigentes

19.Pessoas com epilepsia parecem diferentes e você pode identificá-las pela aparência

20. A epilepsia é frequentemente acompanhada por outras doenças físicas, deficiências e deficiências

21.A epilepsia é contagiosa e a doença pode ser transmitida por um simples toque

22. A epilepsia não pode ser causada por um evento ocorrido muito tempo antes da ocorrência da primeira convulsão

23. É possível prever convulsões se você apenas se esforçar o suficiente

24. A pessoa que está tendo a convulsão sente dor durante a convulsão

25. A epilepsia não pode ser controlada de forma eficaz

26. Alguém com epilepsia traz estigma para a família e, portanto, deve ser escondido

27. Realize respiração artificial em alguém que está tendo uma convulsão

28. Se alguém da família tiver epilepsia, os filhos também terão

29. Pessoas com epilepsia podem machucar outras pessoas durante uma convulsão

30. Existem leis que impedem mulheres com epilepsia de terem filhos

31. Não é seguro para mulheres com epilepsia engravidar

32. Medicamentos para epilepsia tornam todos os métodos anticoncepcionais menos eficazes

33. Todos os métodos anticoncepcionais aumentam a chance de convulsões em mulheres com epilepsia

34. Adolescentes com epilepsia não podem frequentar a faculdade

35. Adolescentes com epilepsia não podem praticar esportes

36.Luzes piscantes ou videogames sempre causam convulsões

37. Convulsões febris (provocadas por febre alta) causam epilepsia em crianças

38. Uma pessoa com epilepsia ou convulsões não pode doar sangue

39. Infligir escarificação pode curar a epilepsia

40. Aplicar pimenta ou outras misturas nos olhos pode curar a epilepsia

41. Pés ardentes podem curar a epilepsia

Os fatos

Mito 1: A epilepsia é rara e não há muitas pessoas que a tenham.

Globalmente, cerca de 2,4 milhões de pessoas são diagnosticadas com epilepsia a cada ano, quase oitenta por cento em países de baixa e média renda. As pessoas com epilepsia respondem ao tratamento aproximadamente setenta por cento das vezes, mas cerca de três quartos das pessoas com epilepsia não recebem o tratamento de que precisam.

Há mais do que o dobro de pessoas com epilepsia nos Estados Unidos do que o número de pessoas com paralisia cerebral (quinhentas mil), distrofia muscular (duzentas e cinquenta mil), esclerose múltipla (trezentos e cinquenta mil) e fibrose cística (trinta mil) juntos. A epilepsia pode ocorrer como uma condição única ou pode acompanhar outras condições que afetam o cérebro, como paralisia cerebral, retardo mental, autismo, Alzheimer e lesão cerebral traumática.

A epilepsia é uma condição médica comum. Estima-se que uma em cada doze pessoas terá uma convulsão durante a vida, e cerca de um em cada cem canadenses tem epilepsia. A epilepsia pode afetar qualquer pessoa, embora seja mais comum em crianças e idosos. A epilepsia ainda é mal compreendida. Isso torna as coisas mais difíceis para muitas pessoas que convivem com ela, seus familiares e amigos. Você pode ajudar aprendendo os fatos.

Mais de 2,7 milhões de pessoas nos Estados Unidos têm epilepsia. É a terceira doença mais comum depois de Alzheimer e acidente vascular cerebral. A epilepsia é igual em prevalência à paralisia cerebral, esclerose múltipla e doença de Parkinson combinadas. A epilepsia é a condição neurológica mais comum no mundo de hoje e não discrimina idade, raça, origem socioeconômica ou étnica.

Estima-se que cinquenta milhões de pessoas no mundo tenham epilepsia. O número de pessoas no mundo que terão pelo menos uma convulsão em suas vidas é estimado em aproximadamente cem milhões de pessoas. Em até setenta por cento das pessoas com epilepsia, ela responderá ao tratamento e será controlada com o tempo. Nos países em desenvolvimento, oitenta a noventa por cento das pessoas com epilepsia não recebem tratamento adequado.

A epilepsia é realmente um distúrbio muito comum. Cerca de uma em cada vinte pessoas terá pelo menos uma convulsão em sua vida. Algumas pessoas têm apenas uma convulsão e nunca mais. No entanto, existem outros que têm convulsões diariamente!

Existem dois tipos principais de epilepsia. Petit-mal (agora chamado Focal Onset) e grand-mal. As convulsões petit-mal são pequenas convulsões em que a pessoa pula ou algumas pessoas até dizem coisas estranhas - as pessoas com esse tipo de epilepsia parecem entrar em uma espécie de transe. No entanto, muitas pessoas têm convulsões grand-mal, que são convulsões completas com quedas e tremores comumente conhecidas pela maioria das pessoas como convulsões epilépticas. Essas convulsões podem governar sua vida! Quando você tem um, não pode fazer muito pelo resto do dia porque eles fazem você se sentir fraco e cansado por algumas horas depois.

Embora seja um distúrbio tão comum, não há muita pesquisa sendo feita sobre a epilepsia. Existem tantos tipos diferentes, então posso entender que seria uma tarefa difícil, mas não é possível nos dias de hoje fazer algo para tentar ajudar todas as pessoas que lutam diariamente contra a epilepsia? Espero sinceramente que um dia eles encontrem uma cura para esse distúrbio. Portanto, ao contrário do mito, a epilepsia é um distúrbio muito comum.

Mito 2: A epilepsia é uma doença mental, uma forma de loucura ou retardo

A epilepsia não é uma forma de doença mental e não causa doença mental. A epilepsia é um distúrbio ou condição física que afeta a atividade elétrica do cérebro e o sistema nervoso. Não é um transtorno mental. Retardo mental e epilepsia podem resultar de um distúrbio cerebral. Não é muito frequente que a epilepsia seja uma causa de retardo. Mais frequentemente, é um defeito ou lesão cerebral que causa o retardo e não a epilepsia.

É fácil esperar que uma criança com lesão cerebral possa desenvolver epilepsia e retardo mental. Isso acontece frequentemente em crianças com lesão cerebral congênita ou hereditária em tenra idade, seja por acidente vascular cerebral, infecção ou trauma no cérebro. Este mito vem desde o século XVIII. Dá para acreditar que ainda existem pessoas que acreditam nisso? Você pensaria que as pessoas teriam aprendido algumas coisas novas sobre epilepsia nos últimos cem anos.

Há até pessoas que têm medo de que uma pessoa com epilepsia tenha algum tipo de 'episódio' louco em que tentará machucar alguém nas proximidades. Algumas pessoas acreditam que a epilepsia é uma forma de loucura, por isso deve ser tratada em um manicômio. A epilepsia é um distúrbio do cérebro e, portanto, deve ser tratada por médicos, neurologistas ou psiquiatras. É verdade que algumas pessoas com epilepsia têm uma doença mental ou alguma forma de retardo mental, mas também muitas outras pessoas que não têm epilepsia.

A epilepsia é uma doença do cérebro, por isso deve ser tratada por médicos, neurologistas ou psiquiatras. Durante uma crise epiléptica, o cérebro da pessoa tem, o que eu gosto de chamar, um curto-circuito. Por alguns segundos ou minutos, o cérebro não funciona normalmente. Os sinais normais enviados pelo cérebro para o resto do corpo não estão funcionando como deveriam. Isso não é motivo para acreditar que a pessoa é louca, maluca ou retardada de alguma forma. A epilepsia é um termo abrangente que abrange cerca de vinte tipos diferentes de distúrbios convulsivos. É um problema funcional, físico, não mental.

Mito 3: Colocar algo na boca de alguém que está tendo uma convulsão para evitar que engula a língua

Esta é a pior coisa que você poderia fazer. É fisicamente impossível para uma pessoa engolir a própria língua. Colocar coisas na boca da pessoa pode fazer com que os dentes fiquem lascados, perfurar as gengivas, pode fazer com que ela morda a língua ou o interior da boca ou pode até quebrar a mandíbula.

Os primeiros socorros corretos são simples, role suavemente a pessoa de lado (posição de recuperação) e coloque algo macio sob a cabeça para evitar que ela se machuque. Quando a apreensão da língua está relaxada e se a pessoa está deitada de costas, a língua pode cair para o fundo da garganta e bloquear as vias aéreas. Se isso acontecer, vire a pessoa de lado na posição de recuperação.

Se a pessoa estava comendo quando a convulsão começou, verifique se ainda há comida dentro da boca e remova-a. É possível que a pessoa se engasgue com a comida, por isso é melhor verificar.

Então, por favor, não coloque nada na boca da pessoa. Tudo o que você precisa fazer para ajudar é virar a pessoa de lado e tentar mantê-la confortável até que a convulsão termine e a pessoa possa descansar ou dormir.

Mito 4: Conter ou segurar alguém que está tendo uma convulsão

Nunca use contenção quando alguém está tendo uma convulsão. A convulsão seguirá seu curso e você não poderá pará-la. Conter alguém que está tendo uma convulsão tem mais chances de machucá-lo ou causar ferimentos. Existe a possibilidade de causar entorses ou até mesmo quebrar os ossos se você os segurar com muita força. Verifique e remova quaisquer objetos perigosos nas proximidades da pessoa.

A tentativa de contenção não irá parar ou retardar a convulsão e provavelmente irá agitá-los ou prejudicá-los. Apenas mova a pessoa se ela estiver em perigo de ser ferida, por exemplo, se estiver em uma estrada movimentada ou se estiver perto de escadas. A pessoa não será capaz de responder ou reconhecer ninguém até que a convulsão termine e, mesmo assim, provavelmente ainda ficará confusa por um período de tempo.

Tente colocar uma almofada ou algo macio sob a cabeça para evitar que batam com a cabeça. Vire-os de lado e limpe o rosto da pessoa com um pano úmido.

Manter a calma é a melhor coisa que você pode fazer nessa situação. Eu acho que ajuda a pessoa que está tendo a convulsão a superá-la com menos estresse para a mente e o corpo.

Mito 5: Você pode fazer alguém "sair" de uma convulsão

Isso não é possível! Uma vez que a pessoa está tendo a convulsão, não há como pará-la, não importa o que você faça. O melhor a fazer é ficar com a pessoa e conversar com ela com calma. Certifique-se de que a pessoa está segura e tente apoiá-la e reconfortá-la assim que ela acordar e se conscientizar do que está ao seu redor novamente.

A convulsão seguirá seu curso e a pessoa dormirá um pouco e depois voltará ao normal. Desde que não tenham se machucado durante a convulsão, a pessoa provavelmente estará cansada e sonolenta, mas voltará ao normal.

Algumas pessoas adquiriram um cão especialmente treinado que, dizem, pode detectar uma possível convulsão antes que ela aconteça. Isso funcionará se a pessoa que tem epilepsia conhecer seu distúrbio bem o suficiente para saber qual seria a melhor coisa a fazer para evitar o início da convulsão.

Outros tentaram usar diferentes "auxílios" ou dispositivos que disparam um alarme ou um sinal para notificar a pessoa ou pessoas nas proximidades de uma convulsão iminente. Esses dispositivos podem ajudar a tomar medidas para evitar o início de uma convulsão, embora não haja como interromper uma convulsão depois de iniciada. Infelizmente, no entanto, não há como fazer uma pessoa sair dessa.

Mito 6: Qualquer pessoa diagnosticada com epilepsia não pode dirigir

Só porque você foi diagnosticado com epilepsia não significa que você não pode dirigir. Muitas pessoas que foram diagnosticadas com esse distúrbio o mantêm sob controle. Se uma pessoa epiléptica não tiver uma convulsão por dois anos ou mais, ela é considerada livre de ataque. Este período de tempo livre de apreensão difere entre os países, portanto, verifique as regras e regulamentos para o seu país específico e descubra se você cumpre as diretrizes definidas pelas autoridades de trânsito. Quer estejam a tomar antiepilépticos ou não, desde que não tenham problemas de saúde, não há problema em conduzir.

Esta, no entanto, é uma decisão que deve ser tomada pelo epiléptico juntamente com o conselho do seu neurologista, porque se a pessoa não estiver completamente livre, sinto que a pessoa estará colocando a sua vida e, ou a vida de outras pessoas em perigo. , então o risco definitivamente não vale a pena. Prefira pegar uma carona ou usar o transporte público.

Quanto ao mito, é claro que uma pessoa epiléptica pode dirigir - a questão é apenas se é seguro ou não de acordo com o tipo e gravidade de sua epilepsia e quão bem controlada ela é. A pessoa que tem epilepsia é quem deve refletir sobre isso e pesar os prós e contras de sua situação e de acordo com seu tipo específico de epilepsia.

As pessoas com a doença têm a mesma gama de habilidades e inteligência que qualquer outra pessoa. Alguns têm convulsões graves e não podem trabalhar; outros são bem-sucedidos e produtivos em carreiras desafiadoras. Pessoas com distúrbios convulsivos são encontradas em todas as esferas da vida e em todos os níveis de negócios, governo, artes e profissões.

Se as convulsões de uma pessoa não forem controladas, a direção é restrita. O Departamento de Veículos Automotores normalmente permitirá a direção se o médico concordar que eles estão livres de convulsões há seis meses e que tomam seus medicamentos de forma consistente.

Mito 7: Todos os epilépticos perdem a consciência e têm convulsões

Não, isso não acontece com todas as pessoas epilépticas. Alguns, sim, mas nem todos. Existem tantos tipos diferentes de convulsões. Sim, algumas pessoas perdem a consciência e têm convulsões, mas há outras que simplesmente começam a falar estranhamente sobre tudo e qualquer coisa, depende, e algumas que apenas pulam ou fazem movimentos estranhos ou incomuns. Parece estranho, mas eles literalmente apenas pulam, ficam em uma espécie de transe e depois voltam ao normal.

Na verdade, existem mais de quarenta tipos diferentes de convulsões, e uma convulsão não é o tipo mais comum. As convulsões podem assumir várias formas, incluindo um olhar vazio, movimento involuntário, consciência alterada, mudança na sensação ou convulsão.

Uma crise epiléptica é uma explosão anormal de atividade elétrica que surge dentro do cérebro. Existem muitos tipos diferentes de convulsões. O tipo de convulsão que uma pessoa tem depende de qual parte e quanto do cérebro é afetado pelo distúrbio elétrico que produz as convulsões. As convulsões são divididas em duas categorias principais: convulsões generalizadas (ausência, atônicas, tônico-clônicas, mioclônicas) ou convulsões parciais (simples e complexas). Pessoas com epilepsia podem ter mais de um tipo de convulsão.

Existem muitos tipos diferentes de epilepsia e convulsões, dependendo de qual parte do cérebro é afetada. De acordo com a Liga Internacional Contra a Epilepsia, a classificação das epilepsias é a seguinte:

Tipos de convulsão:

Início generalizado: Motor; Tônico-clônico e variantes; Tônico (atônico, mioclônico, mioclônico atônico, espasmos epilépticos); Não motor(Ausência típica, Ausência atípica, Ausência mioclônica); Ausência com mioclonia palpebral.

Convulsão Focal de Início: Consciente; Consciência prejudicada; Automatismos de início motor, atônicos, clônicos, espasmos epilépticos, hipercinéticos, mioclônicos, tônicos; Início não motor - Autonômico, parada de comportamento, cognitivo (linguagem prejudicada, outros domínios cognitivos, características positivas, por exemplo: Déjà vu, alucinações, distorções perceptivas), emocional (ansiedade, medo, alegria, etc.), sensorial; Focal a bilateral Tônico-clônica.

Convulsão de início desconhecido: espasmos epilépticos motortônico-clônicos; Parada por comportamento não motor

Não classificado

Classificação da epilepsia: Epilepsia generalizada; Epilepsia focal; epilepsia generalizada e focal; epilepsia desconhecida

Síndromes de Epilepsia:

Neonatal/Infantil: Convulsões neonatais autolimitadas e Epilepsia neonatal familiar autolimitada; Epilepsia infantil autolimitada familiar e não familiar; Encefalopatia mioclônica precoce; síndrome de Ohtahara; síndrome de West; síndrome de Dravet; Epilepsia mioclônica na infância; Epilepsia da infância com crises focais migratórias; Encefalopatia mioclônica em distúrbios não progressivos; Convulsões febris plus, epilepsia genética com convulsões febris plus.

Infância: Epilepsia com crises mioclônico-atônicas; Epilepsia com mioclonias palpebrais; síndrome de Lennox-Gastaut; epilepsia de ausência na infância; Epilepsia com ausências mioclônicas; síndrome de Panayiotopoulos; Epilepsia occipital infantil (tipo Gastaut); Epilepsia fotossensível do lobo occipital; Epilepsia infantil com pontas centrotemporais; Epilepsia infantil atípica com pontas centrotemporais; Encefalopatia epiléptica com picos e ondas contínuos durante o sono; síndrome de Landau-Kleffner; Epilepsia autossômica dominante noturna do lobo frontal.

Adolescente/Adulto: Epilepsia de ausência juvenil; Epilepsia mioclônica juvenil; Epilepsia com convulsões tônico-clônicas generalizadas isoladamente; Epilepsia autossômica dominante com características auditivas; Outras epilepsias familiares do lobo temporal.

Qualquer idade: Epilepsia focal familiar com focos variáveis; Epilepsias reflexas; Mioclonias progressivas epilepsias

Epilepsia Etiologias: Etiologia genética; Etiologia estrutural; Etiologia metabólica; Etiologia imunológica; Etiologia infecciosa; Etiologia desconhecida

Para saber mais sobre todos os tipos de convulsões, estou escrevendo um livro sobre convulsões que será publicado em breve.

Mito 8: A epilepsia não pode ser controlada

A epilepsia é um problema médico crônico que, para muitas pessoas, pode ser tratado com sucesso. Infelizmente, o tratamento não funciona para todos e há uma necessidade crítica de mais pesquisas. A verdade é que a epilepsia é um distúrbio muito comum. A epilepsia pode acontecer a qualquer pessoa a qualquer momento. Na grande maioria dos casos, a epilepsia não deve impedir alguém de viver uma vida saudável e produtiva. Muitas vezes, são os equívocos das pessoas sobre a epilepsia que criam a deficiência, não a epilepsia em si. Muitas características das convulsões e seus efeitos posteriores imediatos podem ser facilmente mal interpretados como comportamento "louco" ou "violento".

Infelizmente, os policiais e até mesmo o pessoal médico podem confundir comportamentos relacionados a convulsões com outros problemas. No entanto, esses comportamentos representam apenas ações semiconscientes ou confusas resultantes da convulsão. Durante as convulsões, algumas pessoas podem não responder a perguntas, podem falar coisas sem sentido, despir-se, repetir uma palavra ou frase, amassar papéis importantes ou podem parecer assustadas e gritar. Alguns ficam confusos imediatamente após uma convulsão e, se forem contidos ou impedidos de se movimentar, podem ficar agitados e combativos. Algumas pessoas são capazes de responder a perguntas e manter uma conversa razoavelmente bem, mas, várias horas depois, não conseguem se lembrar de nada da conversa.

A epilepsia é perfeitamente compatível com uma vida normal, feliz e plena. A qualidade de vida da pessoa, no entanto, pode ser afetada pela frequência e gravidade das convulsões, pelos efeitos dos medicamentos, pelas reações dos espectadores às convulsões e por outros distúrbios frequentemente associados ou causados pela epilepsia.

Alguns tipos de epilepsia são mais difíceis de controlar do que outros tipos de epilepsia. Viver com sucesso com epilepsia requer uma perspectiva positiva, um ambiente de apoio e bons cuidados médicos. Lidar com a reação de outras pessoas ao distúrbio pode ser a parte mais difícil de viver com epilepsia.

Adquirir uma perspectiva positiva pode ser mais fácil dizer do que fazer, especialmente para aqueles que cresceram com insegurança e medo. Incutir um forte senso de auto-estima nas crianças é importante. Muitas crianças com doenças contínuas de longo prazo – não apenas epilepsia, mas também distúrbios como asma ou diabetes – têm baixa auto-estima. Isso pode ser causado em parte pelas reações dos outros e em parte pela preocupação dos pais, que promove dependência e insegurança. As crianças desenvolvem forte auto-estima e independência por meio de elogios por suas realizações e ênfase em suas habilidades potenciais.

A maioria das pessoas diagnosticadas com epilepsia pode ser tratada com sucesso com os medicamentos adequados. A epilepsia pode ser controlada com a variedade e a dosagem certa de drogas antiepilépticas para a pessoa e seu tipo de epilepsia.

Isso pode, no entanto, às vezes levar anos para ser alcançado. Algumas pessoas alcançam o controle sobre sua epilepsia com bastante rapidez e facilidade, mas algumas lutam por anos ou não têm a sorte de chegar ao ponto em que ficam livres.

Pode ser muito difícil para neurologistas e pacientes encontrar a variedade certa de medicamentos para controlar a epilepsia, mas isso está sendo feito. Mesmo quando outros tratamentos são experimentados, como cirurgia, estimulação cerebral ou dieta, os medicamentos para epilepsia ainda precisam ser tomados, pelo menos por um tempo depois.

Mais de vinte medicamentos diferentes, também chamados de anticonvulsivantes ou antiepilépticos, estão atualmente disponíveis para tratar a epilepsia. Como um grupo, esses medicamentos estão em quinto lugar entre os medicamentos mais prescritos nos Estados Unidos. Mais de cinquenta e seis milhões de prescrições são preenchidas em um ano típico apenas nos Estados Unidos da América. Outra opção é o estimulador do nervo vago.

O objetivo do tratamento da epilepsia é prevenir as convulsões. Os tratamentos incluem medicação antiepiléptica, cirurgia, estimulação do nervo vago e em crianças a dieta cetogênica. Desses tratamentos, o uso regular de medicamentos para prevenção de convulsões é o mais comum e o primeiro a ser tentado. Diferentes drogas controlam diferentes tipos de convulsões. Um medicamento que ajuda uma pessoa pode não ser eficaz para outra.

Mito 9: A epilepsia é um distúrbio vitalício (nunca vai melhorar ou desaparecer)

A epilepsia não é necessariamente um distúrbio vitalício. Algumas epilepsias infantis são superadas e mais de setenta por cento das pessoas com epilepsia ficam livres de crises com medicação, muitas dentro de cinco anos após o diagnóstico. Se uma pessoa tiver um período livre de convulsões de dois anos ou mais, pode ser possível abandonar os medicamentos antiepilépticos sob supervisão e orientação médica.

Ao tomar medicamentos e outras formas de tratamento, é possível que as pessoas com esse distúrbio vivam sem convulsões. Mais de oitenta por cento dos pacientes estarão livres de convulsões. Existem alguns tratamentos utilizados, nomeadamente drogas antiepilépticas, estimulação vagal, cirurgia de epilepsia, óleo de cannabis e dieta cetogênica.

Existem várias drogas antiepilépticas que são eficazes no tratamento da epilepsia. A escolha do medicamento é feita pelo neurologista com base na idade, sexo, tipo de crise, estilo de vida e condições médicas de cada paciente (alergias ou outras doenças). Muitas pessoas podem desfrutar de liberdade de convulsões depois de tomar medicamentos por cerca de dois a cinco anos.

A epilepsia pode começar a qualquer momento na vida de uma pessoa e também houve casos em que tudo parou novamente e a pessoa não teve mais convulsões pelo resto da vida. A epilepsia também pode ser apenas uma ou algumas convulsões e depois simplesmente para - tão repentinamente quanto começou. Acho que isso pode ser um pouco confuso para todos os envolvidos, porque a epilepsia não afeta apenas a pessoa que está tendo as convulsões, mas também todos os seus entes queridos. No entanto, qualquer minimização da gravidade ou frequência das convulsões pode ser um grande peso retirado dos ombros da pessoa e de suas famílias.

Existem muitas outras pessoas epilépticas que não têm tanta sorte e convivem com esse distúrbio diariamente. A epilepsia de algumas pessoas começa na infância, alguns adolescentes e alguns adultos - depende de muitas variáveis. Muitas pessoas também tendem a desenvolver epilepsia após um acidente grave - isso é chamado de epilepsia pós-traumática e é bastante comum.

Mito 10: Epilepsia não mata

Estima-se que 25 a 50 mil pessoas morram a cada ano por causa de epilepsia e causas relacionadas, incluindo status epilepticus (uma convulsão que não termina), morte súbita inesperada em epilepsia (SUDEP), afogamento, sufocamento, queimaduras e quedas durante e após uma convulsão e outros acidentes trágicos.

A mortalidade diretamente relacionada à epilepsia é alta. A taxa anual de mortalidade internacional foi estimada em cerca de vinte mortes por mil, o que é extremamente alto para um distúrbio amplamente desconhecido.

Você pode morrer de epilepsia. Embora a morte na epilepsia não aconteça com frequência, a epilepsia é uma condição muito séria e os indivíduos morrem de convulsões. A causa mais comum de morte é a Morte Súbita Inesperada na Epilepsia (conhecida como SUDEP). Embora ainda não saibamos muito sobre a SUDEP, os especialistas estimam que uma em cada mil pessoas com epilepsia morre de SUDEP a cada ano.

As pessoas também podem morrer de convulsões prolongadas (Status Epilepticus). Quase dois por cento das mortes em pessoas com epilepsia são devidas a esse tipo de crise convulsiva.

A epilepsia ainda é uma condição muito séria e os indivíduos morrem de convulsões. Os especialistas estimam que o SEIY (Status Epilepticus) prolongado é a causa de 22 a 42 mil mortes nos Estados Unidos a cada ano. Em um grande estudo sobre status epilepticus, 42% das mortes ocorreram em indivíduos com histórico de epilepsia.

A epilepsia é uma doença muito mortal e perigosa que mata pessoas diariamente. Não é a epilepsia diretamente que causa as mortes, mas o local ou as circunstâncias em que ocorre a convulsão. Milhares de pessoas se afogam (você não pode nadar quando está tendo uma convulsão), sofrem acidentes fatais (você não pode controlar como ou onde isso acontece) e algumas simplesmente caem para o lado errado, causando ferimentos fatais.

SUDEP, é muito real para milhões de pessoas que perderam entes queridos. A maioria das pessoas que faleceram da SUDEP teve convulsões noturnas e não acordou para ver outro dia. Sim, é um fato muito triste, mas é verdade e só pode ser evitado com proteção 24 horas e cuidados de outra pessoa, o que nem sempre é possível.

Mito 11: Só as crianças têm epilepsia

Qualquer pessoa pode ter epilepsia. De uma criança recém-nascida a um idoso. A epilepsia pode começar em qualquer idade, mas é mais comumente diagnosticada em pessoas com menos de 20 anos e mais de 65 anos. Isso ocorre porque alguns casos são mais comuns em jovens (como dificuldades no nascimento, infecções na infância ou acidentes) e em pessoas mais velhas, como derrames ou doenças cardíacas que podem levar à epilepsia). Para algumas pessoas, a epilepsia pode "desaparecer" e elas param de ter convulsões. Isso é chamado de remissão espontânea.

A incidência de epilepsia em idosos é maior do que em crianças. A epilepsia pode se desenvolver em qualquer pessoa e em qualquer idade. Uma em cada vinte e seis pessoas desenvolverá epilepsia durante a vida. A epilepsia é a quarta condição neurológica mais comum e a epilepsia afeta mais de sessenta e cinco milhões de pessoas em todo o mundo.

Novos casos de epilepsia são mais comuns em crianças no primeiro ano de vida. A taxa de novos casos de epilepsia diminui até os dez anos de idade e depois se estabiliza. Depois dos 55 anos, a taxa de novos casos de epilepsia começa a aumentar, pois as pessoas desenvolvem derrames, tumores cerebrais ou doença de Alzheimer, que podem causar epilepsia.

Mito 12: Pessoas com epilepsia são deficientes e não podem levar uma vida normal com família e filhos

As pessoas com epilepsia podem fazer quase tudo. Eles podem ir à escola, praticar esportes, trabalhar e se casar. As convulsões acontecem apenas por alguns minutos na vida de uma pessoa. No resto do tempo, eles são normais e podem fazer coisas normais. Quando as convulsões são pouco frequentes ou controladas, as pessoas com epilepsia podem fazer quase tudo que as pessoas sem epilepsia podem fazer. Pessoas com epilepsia são encorajadas a viver vidas normais. No entanto, certas precauções de segurança são observadas.

A epilepsia não é uma barreira para a realização pessoal. A maioria das pessoas com epilepsia tem a mesma gama de habilidades e inteligência que as outras pessoas. Embora um número significativo de pessoas com dificuldades auditivas e/ou deficiência intelectual também tenha epilepsia. Isso não significa que as pessoas com epilepsia necessariamente tenham dificuldades de aprendizagem ou deficiência intelectual.

A epilepsia é legalmente considerada uma deficiência, no entanto, as pessoas epilépticas podem viver uma vida razoavelmente normal. Com a ajuda de drogas antiepilépticas, você pode até chegar ao ponto em que a epilepsia é controlada e você fica livre. Ter um marido ou uma esposa com quem passar a vida e filhos para criar é cem por cento possível. Tenho um marido de vinte e três anos e dois filhos lindos e fui diagnosticado com convulsões tônico-clônicas com choques mioclônicos quando tinha dezessete anos.

A epilepsia pode afetar o estilo de vida de uma pessoa, mas você pode viver uma vida plena. Você pode apenas fazer as coisas com moderação, evitando extremos. Antes de começar a fazer algo novo, pense se você pode ou não se machucar ou machucar outra pessoa se tiver uma convulsão. Se você puder ou suas convulsões não estiverem bem controladas, você precisará evitar a atividade ou ser muito cauteloso.

Mito 13: Mulheres com epilepsia não podem ter filhos e nunca devem se casar

Ter epilepsia não interfere no processo reprodutivo de homens ou mulheres. É uma condição médica e afeta as pessoas em graus variados.

As mulheres com epilepsia podem facilmente ter filhos e muitas delas são mães casadas e futuras mães. Nós, mulheres, podemos nos consolar sabendo que milhares e milhares de mulheres com epilepsia estão cuidando de sua própria saúde, criando seus filhos e fazendo com que funcione. Todos nós sabemos que não importa o quanto tentemos, não há mães perfeitas e não há famílias perfeitas.

Criar filhos é uma mistura emocionante, mas muitas vezes assustadora de felicidade, diversão, curiosidade e preocupação, mas a epilepsia acrescenta mais um elemento à mistura. No entanto, para mim, isso não muda o básico de ser esposa e mãe. Como as mães em todos os lugares, as mulheres com epilepsia estão fazendo tudo o que podem por seus filhos. Acima de tudo, eles querem ajudá-los a se tornarem jovens confiantes, felizes, compassivos, bem educados e independentes.

Cuidar de si mesma como uma mulher com epilepsia significa que sua saúde deve vir em primeiro lugar. Sentir-se bem e manter-se saudável ajuda você a ser o tipo de mãe que deseja ser, para você e sua família. Cuidar de si mesmo significa aprender o máximo que puder sobre o tipo de epilepsia que você tem e o que pode fazer para limitar os efeitos da epilepsia sobre você e sua família. Cuidar de si significa encontrar um médico de quem você goste e em quem possa confiar. Alguém que te escuta e te valoriza como pessoa. Cuidar de si mesmo significa aprender sobre seus medicamentos para convulsões, bem como seus efeitos e quais os métodos de tratamento disponíveis. Cuidar de si significa aumentar sua auto-estima e autoconfiança em seus relacionamentos dentro e fora da família.

A maioria das mulheres com epilepsia pode ter filhos com segurança, sem efeitos adversos no bebê. O casamento de mulheres com epilepsia é um assunto delicado e delicado e deve ser tratado adequadamente. Certamente não há barreira contra o casamento.

Mito 14: Toda epilepsia é genética

A epilepsia pode ser genética, mas nem sempre é o caso. Existem muitos tipos diferentes de epilepsia e muitas causas ou razões para isso.

A hereditariedade, a genética ou as características físicas que recebemos de nossos pais podem desempenhar um papel importante em muitos casos de epilepsia. Por exemplo, nem todo mundo que tem um traumatismo craniano grave, que pode ser uma causa clara de convulsões, terá epilepsia. As pessoas que desenvolvem epilepsia podem ser mais propensas a ter um histórico de convulsões em sua família. Esta história familiar sugere que é mais fácil para eles desenvolverem epilepsia do que para pessoas sem tendência genética.

Quando as convulsões começam em ambos os lados do cérebro ao mesmo tempo, é chamada de epilepsia generalizada, que é mais provável de envolver fatores genéticos do que a epilepsia parcial ou focal. No entanto, nos últimos anos, foram encontradas ligações genéticas com algumas formas de epilepsia parcial.

O risco de irmãos de crianças com epilepsia também desenvolverem o distúrbio é um pouco maior do que o normal, porque pode haver uma tendência genética na família para convulsões e epilepsia. Mesmo assim, a maioria dos irmãos não desenvolverá epilepsia. A epilepsia é mais provável de ocorrer em um irmão se a criança com epilepsia tiver convulsões generalizadas.

A maioria dos filhos de pessoas com epilepsia não desenvolve convulsões ou epilepsia. No entanto, é possível porque os genes são transmitidos pelas famílias. O risco para crianças cujo pai tem epilepsia é apenas ligeiramente maior. Se a mãe tiver epilepsia e o pai não, o risco ainda é inferior a cinco em cem. Se ambos os pais tiverem epilepsia, o risco é um pouco maior. A maioria das crianças não herdará a epilepsia dos pais, mas a chance de herdar alguns tipos de epilepsia é maior.

Se você tem epilepsia, pode ter medo de que seus filhos também tenham epilepsia. No entanto, é importante aprender os fatos e entender os riscos de transmiti-los aos filhos. O risco de transmissão é geralmente baixo e ter epilepsia não deve ser motivo para não ter filhos.

Os testes médicos podem ajudar as pessoas que têm uma forma genética conhecida de epilepsia a entender seus riscos. Se uma criança desenvolver epilepsia, lembre-se de que muitas crianças podem obter controle total sobre as convulsões e, para algumas, as convulsões podem desaparecer.

Mais importante ainda, ter convulsões e epilepsia não significa que você ou seu filho sejam diferentes ou menos importantes do que qualquer outra pessoa. Embora o número de genes da epilepsia já conhecidos seja impressionante, eles provavelmente representam apenas a ponta do iceberg.

Aproximadamente cinquenta por cento de todos os genes, pelo menos durante o desenvolvimento fetal, são expressos no cérebro e podem, portanto, ser considerados candidatos a distúrbios convulsivos. Além disso, pesquisas recentes mostraram que as alterações no número de cópias do DNA genômico e nos elementos reguladores dos genes provavelmente são tão importantes para os distúrbios humanos quanto as mutações que afetam diretamente os genes.

No futuro, a hibridização de todo o genoma ou a análise de polimorfismo de nucleotídeo único em todo o genoma se tornarão ferramentas importantes para a identificação de alterações genéticas com aplicação potencial a formas comuns de epilepsia.

Qualquer pessoa pode desenvolver epilepsia a qualquer momento. Algumas pessoas nascem com ela, enquanto outras têm sua primeira convulsão na meia-idade. Embora a genética possa desempenhar um fator, existem outras causas mais comuns de epilepsia, como traumatismo craniano, tumor cerebral ou lesão e acidente vascular cerebral. Na maioria dos casos, cerca de sessenta e cinco a setenta por cento, a causa da epilepsia não é conhecida.

Em alguns casos raros, a condição que causa a epilepsia é herdada geneticamente. No entanto, essas instâncias não são a maioria. Existem marcadores genéticos para epilepsia, mas isso não significa que a pessoa desenvolverá a doença.

Mito 15: Pessoas com epilepsia são loucas, amaldiçoadas ou possuídas por espíritos malignos

Pessoas com epilepsia não são loucas, amaldiçoadas ou possuídas. Essa é uma ideia de séculos atrás, quando as pessoas não sabiam que alterações nas células cerebrais causavam convulsões. Pode ter feito sentido para as pessoas naquela época, mas agora sabemos que muitas coisas podem prejudicar o cérebro e causar convulsões. As pessoas costumavam explicar comportamentos estranhos, vagando ou resmungando, dizendo que a pessoa é louca, amaldiçoada ou possuída por espíritos malignos.

A epilepsia é um distúrbio do cérebro causado por uma súbita e breve explosão de descarga elétrica excessiva no cérebro. As anormalidades são frequentemente registradas em uma máquina de gravação de ondas cerebrais chamada Eletroencefalograma (EEG). Quando as células cerebrais sofrem de atividade elétrica anormal, é semelhante a um "curto-circuito" ou "aterramento" dentro do cérebro. Isso resulta em movimentos anormais, sensações, comportamento ou inconsciência. Isso pode durar muito brevemente, como alguns minutos. Isso é chamado de convulsão. Quando as convulsões se tornam recorrentes ou ocorrem duas ou mais vezes sem uma causa óbvia, é chamada de epilepsia. Existem muitos tipos diferentes de convulsões, dependendo de qual parte do cérebro é afetada.

As convulsões geralmente alteram o movimento, a sensação, o comportamento e/ou a consciência. Uma convulsão pode assumir muitas formas diferentes, incluindo um olhar vazio, movimentos descontrolados, consciência alterada, sensações estranhas ou convulsões.

Pessoas com epilepsia não são de forma alguma loucas ou possuídas. Temos um distúrbio ou deficiência, o que você preferir, que afeta nosso cérebro e, portanto, afeta o corpo durante uma convulsão. A epilepsia é um distúrbio físico e funcional. As convulsões podem ser controladas com o uso de medicamentos antiepilépticos e, portanto, são classificadas como um distúrbio ou doença como qualquer outra.

Embora a maioria das pessoas reconheça há muito tempo que a epilepsia não é uma forma de possessão, algumas culturas ainda acreditam nisso. As organizações de epilepsia estão trabalhando duro para educar todas as pessoas sobre o fato de que a epilepsia é uma condição médica, um distúrbio do cérebro que faz com que os sofredores tenham convulsões recorrentes.

Mito 16: Nenhuma pessoa famosa teve epilepsia

Completamente falso. Tantas pessoas famosas tiveram e ainda têm epilepsia. Algumas dessas pessoas são: Sócrates, Júlio Ceaser, Alexandre, o Grande, Van Gogh, Napoleão, Alfred Nobel, Joana D'Arc, Sir Isaac Newton, Thomas Edison, Danny Glover (ator em filmes de Arma Mortífera), Derrick Morris (NHL), Charles Dickens (autor), Leonardo Da Vinci (artista), Niel Young (músico), Martin Luther King, Agatha Christie, Alfred the Great, Aristóteles, Bud Abbott, Chanda Gunn, Charles Dickens, Charles V of Spain, Danny Glover, DJ Hapa, Edgar Allen Poe, Fyodor Mikhaylovich Dostoyevsky, George Frederick Handel, Hannibal, Hector Berlioz, Hugo Weaving, James Madison, Lewis Carrol, Lil Wayne, Lord Byron, Luís XIII da França, Margaux Hemingway, Michelangelo, Napoleão Bonaparte, Niel Young, Nicolo Paganini, Paulo I da Rússia, Pedro Tchaikovsky, Pedro, o Grande, Príncipe, Pitágoras, Richard Burton, Robert Schumann, Sir Isaac Newton, Sir Walter Scott, Sócrates, Theodore Roosevelt, Truman Capote e Vincent Van Gogh. Existem milhares mais, mas acho que isso é suficiente para provar o fato.

Mito 17: As pessoas com epilepsia não são tão inteligentes quanto as pessoas comuns

Pessoas com epilepsia têm a mesma gama de habilidades e inteligência que qualquer outra pessoa. Algumas pessoas têm convulsões graves e não podem trabalhar; outros são bem-sucedidos e produtivos em carreiras desafiadoras. Muitas pessoas com epilepsia são inteligentes ou têm um quociente de inteligência normal. Muitos líderes, intelectuais, artistas e cientistas famosos têm epilepsia e, no entanto, conseguiram realizar muito apesar da doença. As pessoas podem possuir habilidades, talentos e inteligência excepcionais em muitos campos.

As pessoas com epilepsia têm o mesmo nível de inteligência que a população em geral. Algumas condições que diminuem a capacidade mental também causam epilepsia; mas a epilepsia em si não diminui a capacidade mental. Ter epilepsia não afetou a capacidade mental de Alfred Nobel, Júlio César, Charles Dickens, Alexandre, o Grande e muitos outros indivíduos que atualmente vivem vidas bem-sucedidas e gratificantes com epilepsia.

As pessoas com epilepsia têm, em média, o mesmo nível de inteligência daquelas sem epilepsia. O aprendizado pode ser dificultado se as convulsões forem frequentes ou se a medicação tiver efeitos colaterais muito pronunciados, como causar sonolência e fadiga excessiva. No entanto, a epilepsia normalmente não causa menor inteligência. Na verdade, algumas pessoas muito talentosas e brilhantes têm epilepsia, incluindo algumas figuras históricas bastante influentes, como Sir Isaac Newton, Vincent Van Gogh, Ludwig van Beethoven, Agatha Christie e Napoleão.

Outro mito comum é que as crianças com epilepsia são obtusas e não conseguem aprender e, portanto, não devem ser enviadas para a escola. Isso é lixo absoluto. A maioria das crianças com epilepsia tem inteligência normal. Algumas crianças com epilepsia têm retardo mental coexistente, mas têm algum defeito cerebral identificável subjacente. No entanto, também é verdade que algumas crianças com epilepsia são extremamente inteligentes. Portanto, os pais devem ser encorajados a matricular seus filhos com epilepsia em escolas com outras crianças normais. Dessa forma, eles podem recuperar sua auto-estima e atingir todo o seu potencial.

Mito 18: As pessoas que têm convulsões não conseguem lidar com altas pressões ou trabalhos altamente exigentes

Pessoas com distúrbios convulsivos são encontradas em todas as esferas da vida e em todos os níveis nos negócios, no governo, nas artes e nas profissões. Os outros nem sempre sabem porque, ainda hoje, muitas pessoas com epilepsia não falam sobre isso ou sobre o fato de que a têm por medo do que os outros possam pensar.

A maioria das pessoas com epilepsia pode trabalhar e ter carreiras gratificantes. Alguns ainda podem ter convulsões, mas podem ser funcionários valiosos quando colocados no emprego certo ou quando são feitas adaptações. As habilidades de cada pessoa devem ser consideradas individualmente.

Pessoas com epilepsia têm a mesma gama de habilidades e inteligência que qualquer outra pessoa. Alguns têm convulsões graves e não podem trabalhar; outros são bem-sucedidos e produtivos em carreiras desafiadoras. Pessoas com distúrbios convulsivos são encontradas em todos os estilos de vida e em todos os níveis de negócios, governo, artes e profissões.

O ADA exige que os empregadores forneçam ajustes ou modificações, chamados de acomodações razoáveis, para permitir que candidatos e funcionários com deficiência desfrutem de oportunidades iguais de emprego, a menos que isso seja uma dificuldade indevida (ou seja, uma dificuldade ou despesa significativa). As acomodações variam de acordo com as necessidades do indivíduo com deficiência. Nem todos os funcionários com epilepsia precisarão de acomodação ou exigirão as mesmas acomodações, e a maioria das acomodações de que uma pessoa com epilepsia pode precisar envolverá pouco ou nenhum custo. Um empregador deve fornecer uma acomodação razoável necessária devido à própria epilepsia, aos efeitos da medicação ou a ambos. Por exemplo, um empregador pode ter que acomodar um funcionário que está incapacitado para o trabalho enquanto passa por testes de diagnóstico para determinar o motivo de suas convulsões ou por causa dos efeitos colaterais da medicação. Um empregador, no entanto, não tem obrigação de monitorar o tratamento médico de um funcionário ou de garantir que a pessoa esteja descansando o suficiente ou tomando a medicação prescrita.

Pessoas com epilepsia podem lidar com trabalhos com responsabilidade e estresse. Pessoas com distúrbios convulsivos são encontradas em todas as esferas da vida. Eles podem trabalhar nos negócios, no governo, nas artes e em todos os tipos de profissões. Se o estresse afeta suas convulsões, eles podem precisar aprender maneiras de lidar melhor com o estresse, mas, na minha opinião, todos precisam aprender a lidar melhor com o estresse. Pode haver alguns tipos de trabalho que as pessoas com epilepsia não podem fazer devido a possíveis problemas de segurança. Caso contrário, ter epilepsia não deve afetar o tipo de trabalho ou responsabilidade que uma pessoa tem.

Mito 19: As pessoas com epilepsia parecem diferentes e você pode identificá-las pela aparência

As pessoas com epilepsia parecem pessoas normais e a maioria das pessoas nunca saberá que a pessoa foi diagnosticada com epilepsia, a menos que a pessoa com epilepsia tenha uma convulsão que ela mesma veja. Eu diria que cerca de noventa por cento das pessoas com epilepsia contam apenas para amigos próximos e familiares que têm epilepsia. Isso se deve principalmente ao estigma associado a esse distúrbio e às suposições que outras pessoas fazem sobre as pessoas com epilepsia. Não há como saber se uma pessoa tem epilepsia ou convulsões apenas olhando para eles.

Existem muitos testes usados na avaliação de uma pessoa que pode ter epilepsia. A principal ferramenta no diagnóstico da epilepsia é um histórico médico cuidadoso com o máximo de informações possível sobre a aparência das convulsões e o que aconteceu antes de começarem. Uma segunda ferramenta importante é um eletroencefalograma (EEG). Este é um teste que registra ondas cerebrais captadas por minúsculos fios (eletrodos) colocados no couro cabeludo. As ondas cerebrais mostram padrões especiais que podem ajudar o médico a identificar a epilepsia. Quando o EEG não mostra a causa da epilepsia, a tomografia computadorizada (tomografia computadorizada) ou a ressonância magnética (ressonância magnética) pode ser útil em alguns pacientes para procurar crescimentos, cicatrizes ou outras condições físicas que possam estar causando as convulsões.

Mito 20: A epilepsia é frequentemente acompanhada por outras doenças físicas, deficiências e incapacidades

A epilepsia raramente é acompanhada por outras doenças físicas, deficiências e incapacidades. No entanto, existem exceções, geralmente quando a pessoa já tem um mecanismo de doença subjacente que pode levar à epilepsia mais tarde. Pessoas com epilepsia tendem a ter mais problemas físicos, como hematomas causados por lesões relacionadas a convulsões, bem como taxas mais altas de condições psicológicas, incluindo ansiedade e depressão. Pessoas com epilepsia podem ficar gravemente feridas ou até morrer após uma convulsão porque estão inconscientes e não podem evitar lesões como quedas, afogamentos, queimaduras e convulsões prolongadas.

A causa da epilepsia ainda é desconhecida em cerca de cinquenta por cento dos casos em todo o mundo. As causas da epilepsia são divididas nas seguintes categorias: estrutural, genética, infecciosa, imune e desconhecida. Alguns exemplos de causas possíveis incluem: dano cerebral de causas pré-natais ou perinatais (perda de oxigênio ou trauma durante o nascimento ou baixo peso ao nascer), anormalidades congênitas ou condições genéticas com malformações cerebrais associadas, traumatismo craniano grave, acidente vascular cerebral que restringe a quantidade oxigênio para o cérebro, uma infecção do cérebro, como meningite, encefalite ou neurocisticercose, certas síndromes genéticas e um tumor cerebral.

Mito 21: A epilepsia é contagiosa e a doença pode ser transmitida por um simples toque

A epilepsia não é transmissível por contato pessoal próximo por meio de beijos, abraços, relações sexuais, etc. É uma doença não transmissível do cérebro. Algumas das causas comprovadas são infecções cerebrais, derrames, traumas cerebrais ou tumores. A epilepsia geralmente aparece pela primeira vez em crianças e adultos jovens, embora qualquer pessoa possa desenvolver epilepsia a qualquer momento. É um efeito colateral da lesão cerebral traumática, que pode acontecer em acidentes de carro, quedas, brigas ou a qualquer momento em que o cérebro sofre um golpe tremendo. Os veteranos podem desenvolver epilepsia após uma lesão cerebral traumática sofrida em combate de explosões ou de qualquer número de cenários.

Outro mito que ouvi relacionado a este em particular é: nunca toque em um paciente que está tendo uma convulsão. A desordem será transmitida a você. O que? Inacreditável! O paciente que está tendo uma convulsão precisa de sua ajuda e deve receber os cuidados adequados. É impossível "pegá-lo" ao entrar em contato com o paciente, assim como diabetes ou pressão alta não são contagiosos. A epilepsia não pode ser transmitida a outras pessoas tocando no paciente.

Mito 22: A epilepsia não pode ser causada por um evento ocorrido muito tempo antes da ocorrência da primeira convulsão

A epilepsia pode ser causada por um evento que aconteceu muito tempo antes da ocorrência da primeira convulsão. Em cerca de setenta por cento dos casos, nenhuma causa conhecida pode ser encontrada. Entre o resto, pode ser qualquer uma das várias coisas que podem fazer a diferença na maneira como o cérebro funciona. Por exemplo, ferimentos na cabeça ou falta de oxigênio durante o parto podem danificar o delicado sistema elétrico do cérebro. Outras causas podem incluir acidente vascular cerebral, problemas no desenvolvimento do cérebro antes do nascimento, tumores cerebrais, condições genéticas (como esclerose tuberosa) e infecções como meningite ou encefalite.

As causas da epilepsia variam de acordo com a idade da pessoa. Algumas pessoas sem causa clara de epilepsia podem ter uma causa genética. Mas o que é verdade para todas as idades é que a causa é desconhecida para cerca de metade das pessoas com epilepsia.

Algumas pessoas sem causa conhecida de epilepsia podem ter uma forma genética de epilepsia. Um ou mais genes podem causar a epilepsia, ou a epilepsia pode ser causada pela forma como alguns genes funcionam no cérebro. A relação entre genes e convulsões pode ser muito complexa e testes genéticos ainda não estão disponíveis para muitas formas de epilepsia.

Cerca de três em cada dez pessoas têm uma alteração na estrutura do cérebro que causa as tempestades elétricas das convulsões. Algumas crianças pequenas podem nascer com uma alteração estrutural em uma área do cérebro que dá origem a convulsões. Cerca de três em cada dez crianças com transtorno do espectro do autismo também podem ter convulsões. A causa exata e a relação ainda não estão claras.

Infecções do cérebro também são causas comuns de epilepsia. As infecções iniciais são tratadas com medicamentos, mas a infecção pode deixar cicatrizes no cérebro que causam convulsões posteriormente.

Pessoas de todas as idades podem ter lesões na cabeça, embora lesões graves na cabeça ocorram com mais frequência em adultos jovens. Na meia-idade, os acidentes vasculares cerebrais, tumores e lesões são mais frequentes. Em pessoas com mais de sessenta e cinco anos, o derrame é a causa mais comum de novas convulsões. Outras condições, como a doença de Alzheimer ou outras condições que afetam a função cerebral, também podem causar convulsões.

Algumas possíveis causas de epilepsia em recém-nascidos são: malformações cerebrais, falta de oxigênio durante o parto, baixos níveis de açúcar no sangue, cálcio no sangue, magnésio no sangue ou outros problemas eletrolíticos, erros inatos do metabolismo, hemorragia intracraniana e uso materno de drogas.

Algumas possíveis causas de epilepsia em bebês e crianças são: febre (convulsões febris), tumor cerebral (raramente) e infecções.

Algumas possíveis causas de epilepsia em crianças e adultos são: condições congênitas (síndrome de Down; síndrome de Angelman; esclerose tuberosa e neurofibromatose), fatores genéticos, doença cerebral progressiva (rara) e traumatismo craniano (geralmente devido a acidentes de carro ou golpe na cabeça).

Algumas possíveis causas de epilepsia em idosos são: acidente vascular cerebral, doença de Alzheimer e/ou trauma.

Mito 23: É possível prever convulsões se você se esforçar o suficiente

As pessoas com epilepsia só às vezes recebem um aviso antes de uma convulsão. Isso geralmente ocorre segundos antes de começar, mas a pessoa não pode parar a convulsão depois de iniciada. Algumas pessoas experimentam uma sensação chamada aura antes do início de uma convulsão. Uma aura é um sentimento ou experiência que pode alertar a pessoa de que uma convulsão mais grave pode estar prestes a começar. A aura é o início de uma convulsão parcial simples antes de se espalhar para outras áreas do cérebro. Exemplos de uma aura incluem uma sensação de medo ou doença ou um cheiro ou sabor estranho.

Uma preocupação para uma pessoa com epilepsia não são apenas as convulsões que são vistas, mas aquelas que não são detectadas. Isso é especialmente verdadeiro para convulsões que uma pessoa pode ter durante o sono.

O objetivo do tratamento da epilepsia é usar medicamentos e outras terapias para manter uma pessoa livre de convulsões pelo maior tempo possível, evitando lesões, afogamentos, queimaduras ou convulsões prolongadas. No entanto, é possível que uma pessoa pense que sua epilepsia está controlada, mas ainda pode ter convulsões noturnas das quais não tem conhecimento.

Outra preocupação com as convulsões é o risco de morte súbita inesperada na epilepsia (SUDEP). Isso ocorre quando uma pessoa morre repentinamente após uma convulsão. Embora as causas exatas sejam desconhecidas, alterações na respiração (como algo sufocando a pessoa) ou no ritmo cardíaco podem ser um fator. Ao detectar convulsões, os dispositivos para epilepsia podem prevenir a SUDEP.

Usar uma pulseira Medic Alert é importante para pessoas com epilepsia. Isso permite que os provedores médicos de emergência identifiquem rapidamente uma pessoa com epilepsia e entrem em contato com os contatos de emergência. Vários dispositivos de alerta de convulsão estão disponíveis. Eles variam de pulseiras de metal tradicionais a pulseiras de silicone macio. Algumas pessoas também usam colares estilo dog-tag onde se lê "epilepsia". Esses acessórios também podem direcionar o pessoal de emergência para um cartão de carteira que mostra a lista de medicamentos crônicos da pessoa.

Algumas empresas, como a American Medical ID, gravarão um número personalizado e um site para um profissional de saúde acessar. O site tem um registro médico da pessoa que usa a pulseira. Isso permite acesso rápido a listas de medicamentos e informações de saúde para ajudar uma pessoa a receber atendimento médico rápido.

Dispositivos de colchão podem ser colocados sob o colchão de uma pessoa. Se eles tiverem uma convulsão, o tremor causará vibrações que acionarão um alarme. Exemplos de dispositivos de colchão disponíveis incluem o alarme de movimento Medpage e o monitor de sono Emfit MM. Esses monitores podem proporcionar tranqüilidade aos pais que estão preocupados que seu filho possa ter uma convulsão enquanto dorme sem que eles saibam.

Outra opção para monitorar uma pessoa em busca de convulsões é um dispositivo de câmera. Esses dispositivos usam uma câmera infravermelha remota para detectar movimentos. Se uma pessoa adormecida tiver movimentos incomuns, como convulsões, a câmera acionará um alarme. Um exemplo de câmera de alerta de convulsão é o SAMi. Este dispositivo enviará uma notificação para o telefone de uma pessoa e gravará um vídeo da convulsão de uma pessoa. Isso pode ajudar os médicos a visualizar a convulsão e fornecer mais informações sobre o tipo e a natureza da convulsão.

Mito 24: A pessoa que está tendo a convulsão sente dor durante a convulsão

A pessoa que está tendo a convulsão está inconsciente e, portanto, não sente nada durante a convulsão. Quando a convulsão terminar e a pessoa acordar, ela ficará confusa a princípio sobre o que aconteceu e, ao recuperar a consciência, começará a sentir a dor de qualquer lesão que possa ter sofrido durante a convulsão.

Nem sempre é necessário chamar uma ambulância quando uma pessoa tem uma convulsão. A menos que a convulsão dure mais de cinco minutos (desde o início da convulsão), ou seja seguida por uma série de convulsões, raramente é necessário chamar uma ambulância, a menos que a pessoa esteja gravemente ferida e precise de cuidados médicos ou hospitalização. Existem medicamentos que podem ser usados para interromper as convulsões prolongadas, mas, no geral, deixe a convulsão seguir seu curso.

Se a convulsão da pessoa durar mais de cinco minutos, ela é chamada de Status Epilepticus e pode causar a morte se não for interrompida. Nesse caso, a pessoa precisa ser levada ao hospital onde receberá uma injeção com medicamento para interromper a convulsão.

Mito 25: A epilepsia não pode ser controlada de forma eficaz

A epilepsia pode ser efetivamente controlada com medicamentos antiepilépticos e nem todos com epilepsia têm convulsões frequentes. Algumas pessoas têm convulsões frequentes, às vezes experimentando mais de uma por dia, enquanto outras são mais controladas, experimentando-as apenas uma vez por ano. Algumas pessoas têm excelente controle de convulsões e não tiveram convulsões por uma década ou mais. A medicação para epilepsia oferece um bom controle para a grande maioria das pessoas que recebem a medicação. Há alguns, no entanto, que não são ajudados pelo tratamento e têm epilepsia intratável. A epilepsia afeta cada pessoa de maneira diferente.

Existem muitos medicamentos diferentes usados para tratar a epilepsia, esses medicamentos são conhecidos como drogas antiepilépticas. O objetivo do tratamento medicamentoso é controlar as crises com efeitos colaterais mínimos, de preferência com um único medicamento. A escolha exata e a dose dependem do tipo de convulsão, mas a maioria dos pacientes provavelmente iniciará com valproato de sódio ou carbamazepina. Outras drogas que podem ser usadas incluem as drogas antiepilépticas mais recentes, lamotrigina e gabapentina. A droga mais antiga fenitoína tende a ser reservada para casos difíceis de tratar por causa de seus efeitos colaterais desagradáveis.

Outras drogas usadas no tratamento da epilepsia incluem tranquilizantes e antidepressivos, seja para ajudar a controlar os sintomas primários ou para aliviar os efeitos colaterais do tratamento. Alguns tipos de terapia complementar, como técnicas de relaxamento, massagem, yoga e aromaterapia podem ser úteis nesse sentido.

A epilepsia é diagnosticada principalmente pelo médico ouvindo atentamente uma descrição da forma como ocorreu a convulsão, de preferência por alguém que a presenciou. Um EEG (eletroencefalograma) da atividade elétrica no cérebro e uma varredura do cérebro, geralmente por ressonância magnética (MRI), fornecem informações adicionais para o neurologista ou epileptologista diagnosticar o tipo de epilepsia e decidir quais drogas antiepilépticas seriam melhores para tratar o paciente.

Um número crescente de pessoas está fazendo cirurgia para epilepsia. Isso é especialmente verdadeiro em pessoas mais jovens com crises parciais simples, originadas nos lobos temporais do córtex cerebral, que não respondem ao tratamento medicamentoso. Exames de ressonância magnética e outros testes ajudam a localizar a área precisa do cérebro afetada para que ela possa ser removida.

Existem outros tratamentos usados para tratar a epilepsia, se o medicamento não funcionar bem o suficiente para você, seu médico pode aconselhar outros tipos de tratamento, como:

<u>Estimulação do nervo vago (VNS):</u> Este tratamento envia pequenos pulsos de energia para o cérebro a partir de um dos nervos vagos. Este é um par de grandes nervos no pescoço.

Se você tiver convulsões parciais que não são bem controladas com medicamentos, o VNS pode ser uma opção. O VNS é feito colocando cirurgicamente uma pequena bateria na parede torácica. Pequenos fios são então conectados à bateria e colocados sob a pele e ao redor de um dos nervos vagos. A bateria é então programada para enviar impulsos de energia a cada poucos minutos para o cérebro. Quando você sentir uma convulsão chegando, você pode ativar os impulsos segurando um pequeno ímã sobre a bateria. Em muitos casos, isso ajudará a interromper a convulsão. VNS pode ter efeitos colaterais, como voz rouca, dor na garganta ou alteração na voz.

Cirurgia: A cirurgia pode ser feita para remover a parte do cérebro onde as convulsões estão ocorrendo. Ou a cirurgia ajuda a impedir a propagação das correntes elétricas ruins pelo cérebro. A cirurgia pode ser uma opção se suas convulsões forem difíceis de controlar e sempre começarem em uma parte do cérebro que não afeta a fala, a memória ou a visão. A cirurgia para crises epilépticas é muito complexa. É feito por uma equipe cirúrgica especializada. Você pode estar acordado durante a cirurgia. O próprio cérebro não sente dor. Se você estiver acordado e capaz de seguir os comandos, os cirurgiões poderão verificar melhor as áreas do seu cérebro durante o procedimento. A cirurgia não é uma opção para todos com convulsões.

Se você tem epilepsia, pode controlar sua saúde e viver com ela. Descobrir que você tem epilepsia não é o fim do mundo. É possível controlar sua epilepsia com a ajuda de seu neurologista e medicamentos antiepilépticos. Apenas certifique-se de que você: tome seus medicamentos antiepilépticos exatamente como prescrito (os horários em que você toma seus remédios também são muito importantes porque você precisa manter os níveis dos medicamentos em sua corrente sanguínea no mesmo nível o tempo todo), certifique-se de dormir o suficiente (a falta de sono geralmente pode desencadear uma convulsão), evite qualquer coisa que possa desencadear uma convulsão (pessoas diferentes têm gatilhos diferentes, então você precisará descobrir quais são seus gatilhos e evitá-los), faça testes como sempre que necessário (se o seu neurologista marcar consultas para determinados exames, faça-os porque o seu neurologista terá motivos para solicitar a realização do exame), certifique-se de consultar o seu médico e neurologista regularmente (isso também lhe dará alguma tranquilidade).

É importante ligar para o seu médico se seus sintomas piorarem e você estiver tendo convulsões com mais frequência do que antes ou se tiver efeitos colaterais do medicamento. A maioria das pessoas que começa a tomar medicamentos antiepilépticos pela primeira vez pode ter alguns pequenos efeitos colaterais, mas se eles interferirem em sua vida diária, você precisará falar com seu neurologista sobre tentar outro tipo de medicamento.

Uma convulsão ocorre quando uma ou mais partes do cérebro tem uma explosão de sinais elétricos anormais que interrompem os sinais normais. Existem muitos tipos de convulsões. Cada um pode causar diferentes tipos de sintomas. Estes variam de movimentos corporais leves a perda de consciência e convulsões. Epilepsia é quando você tem duas ou mais convulsões sem causa conhecida. A epilepsia é tratada com medicamentos. Em alguns casos, pode ser tratado com VNS ou cirurgia. É importante evitar qualquer coisa que provoque convulsões. Isso inclui a falta de sono.

Mito 26: Alguém com epilepsia traz estigma para a família e, portanto, deve ser escondido

O estigma é relevante tanto para a pessoa com epilepsia quanto para seus familiares por vários motivos.

Primeiro, vários estudos demonstraram que o estigma relacionado à doença teve efeitos poderosos sobre o status econômico, o bem-estar psicológico, as interações sociais e a saúde geral, ainda maiores do que os efeitos da própria doença.

Em segundo lugar, o estigma pode interferir no acesso oportuno aos cuidados de saúde, diagnóstico precoce, tratamento e adesão ao tratamento e recomendações de estilo de vida porque a pessoa e/ou sua família e amigos não querem que outras pessoas saibam que ela tem epilepsia ou alguém da família com epilepsia. Um estudo na Grã-Bretanha que comparou a epilepsia em pessoas de origem indiana com a população nativa mostrou que menos pessoas de origem indiana acessavam cuidados médicos devido à maior compulsão de esconder a epilepsia; muitos entrevistados recorreram a terapias alternativas, principalmente quando as convulsões não responderam ao tratamento médico moderno.

Em terceiro lugar, o estigma está ligado a uma ampla gama de consequências psicossociais, incluindo perda de auto-estima, retraimento social e isolamento, muitas vezes influenciando outras pessoas dentro da rede social. No sul da Índia, por exemplo, os pais de crianças com epilepsia tendiam a se isolar de outras pessoas em sua rede social.

Em quarto lugar, o estigma tem o potencial de influenciar a prestação de cuidados a pessoas com epilepsia. A percepção negativa da epilepsia entre os profissionais médicos e a discriminação estrutural decorrente do estigma podem prejudicar a utilização dos serviços, principalmente quando há escassez de recursos para tratamento, reabilitação e pesquisa.

Uma pessoa que foi diagnosticada com epilepsia pode experimentar uma variedade de emoções, como raiva, frustração e depressão. A preocupação com o futuro e as respostas negativas de amigos e familiares podem fazer com que a pessoa se sinta vulnerável e sozinha. Viver com epilepsia pode resultar em desafios pessoais, mas não necessariamente na incapacidade de viver uma vida gratificante e plena.

A epilepsia é uma das doenças neurológicas graves mais comuns no mundo. Mais de cinquenta milhões de pessoas em todo o mundo vivem com epilepsia, e oitenta por cento vivem em países em desenvolvimento e com dificuldades econômicas. As taxas de prevalência estimadas para epilepsia sugerem que entre seis e dez milhões de pessoas vivem com epilepsia na Índia. O tratamento médico e cirúrgico da epilepsia progrediu consideravelmente no passado recente. A remissão das convulsões é possível em até setenta por cento dos pacientes com tratamento adequado e oportuno. O advento de ferramentas avançadas de diagnóstico, como vídeo EEG, ressonância magnética e outras investigações adicionais, tornou possível identificar síndromes epilépticas específicas que respondem melhor à cirurgia.

Apesar desses avanços científicos, houve pouco progresso perceptível na reabilitação de pessoas com epilepsia, confirmando a controvérsia de que a epilepsia existe em dois mundos paralelos - um dos avanços científicos no manejo da epilepsia, onde enormes progressos foram testemunhados e o outro, um mundo mais sombrio de superstição e preconceito que permanece bastante resistente às inúmeras iniciativas para pessoas com epilepsia. Independentemente do tipo de epilepsia, esta condição continua a ter impactos abrangentes em vários domínios da vida de um indivíduo. Por exemplo, uma convulsão que dura apenas alguns segundos pode resultar na perda total dos privilégios de dirigir, já que a lei indiana ainda nega licença para pessoas com epilepsia. A epilepsia pode influenciar a independência econômica através da perda de produtividade, emprego ou subemprego devido a restrições na educação. Além disso, as pessoas com epilepsia precisam enfrentar os efeitos colaterais dos medicamentos e as restrições de estilo de vida necessárias para controlar sua condição. Além disso, as pessoas com epilepsia são duplamente vulneráveis devido ao estigma generalizado em torno da doença na maioria das sociedades. Pesquisas nos EUA, Irã, Etiópia, Zâmbia, Vietnã e China, bem como em vários países europeus e do Oriente Médio, mostraram que o estigma relacionado à epilepsia é uma grande preocupação em todo o mundo. Os médicos, embora muitas vezes minuciosos em seu diagnóstico e tratamento, muitas vezes falham em abordar o estigma e a consequente carga psicossocial que acompanha condições como a epilepsia.

Centrando-se principalmente nas populações europeias e norte-americanas, os trabalhos de estudiosos como Scambler, Hopkins e Conrad se envolveram com as experiências vividas de pessoas com epilepsia e resultaram em uma melhor compreensão do estigma, específico da epilepsia. Dois conceitos-chave que emergiram de Scambler e Hopkins distinguiram entre o estigma "promulgado" e o estigma "sentido". O estigma promulgado refere-se a atos ou instâncias de discriminação contra pessoas com epilepsia com base em sua inaceitabilidade ou inferioridade percebida. Isso pode incluir discriminação aberta no local de trabalho ou instituição educacional, negligência, hostilidade, abuso ou o que os entrevistados chamaram de discriminação "justa e legítima", como a proibição de dirigir ou operar máquinas pesadas. "Estigma sentido" refere-se à antecipação ou medo do estigma encenado ou reações negativas à admissão da epilepsia, que também abrange sentimentos de "diferença" e vergonha. O estigma sentido não precisa ser baseado em experiências pessoais de estigma decretado, mas muitas vezes é construído sobre respostas sociais percebidas à epilepsia e é tão debilitante quanto o próprio estigma decretado.

A unidade familiar é um componente necessário para a compreensão dos processos de estigma. Schneider e Conrad sugeriram que os pais podem realmente (consciente ou inconscientemente) inculcar estigma em seus filhos por meio de suas percepções, atitudes e ações. Essa percepção particular é relevante para os médicos que trabalham com pessoas com epilepsia na Índia, pois a decisão de procurar tratamento geralmente é tomada em um ambiente familiar e a interação médico-paciente também é mediada por membros da família.

O estigma deve ser entendido em relação ao funcionamento psicológico rotineiro (as tendências para categorizar), processos sociais e agrupamentos, bem como variáveis estruturais dentro das sociedades, como poder social, papéis de gênero e justiça social. Os profissionais médicos que trabalham com pessoas com epilepsia na Índia não podem tratar a condição isoladamente. O profissional médico deve ter uma boa compreensão do funcionamento e recursos psicológicos individuais, dinâmica familiar, poder doméstico e papéis de gênero, além de percepções sociais e culturais mais amplas da condição.

O estigma relacionado à epilepsia se manifesta entre as pessoas que vivem com essa condição na Índia, nos níveis individual, familiar, social e estrutural. Os múltiplos níveis ao longo dos quais o estigma pode ser experimentado contribuem para o "fardo" da epilepsia de maneiras que não podem ser necessariamente quantificadas usando medidas tradicionais, como medidas de mortalidade e morbidade. No nível individual, o estigma pode se manifestar na forma de diminuição da autoconfiança, retraimento, isolamento auto-imposto, perdas financeiras e tendências para internalizar a vergonha, bem como percepções negativas de si mesmo e da epilepsia, todos os quais têm numerosos efeitos colaterais. -down efeitos em praticamente todos os aspectos da vida de um indivíduo. No nível das unidades sociais maiores, o estigma se manifesta de inúmeras maneiras. Por exemplo, o estigma relacionado à epilepsia tem o potencial de influenciar variáveis sociais, como integração social, grau de interação com redes sociais e atividades de grupos de pares. Uma criança pequena com epilepsia pode ter seu acesso negado à educação porque as atitudes sociais nas instituições educacionais são preconceituosas e discriminatórias. Em um país onde a maioria dos casamentos permanece arranjada, as famílias de pessoas com epilepsia podem enfrentar o estigma quando tentam arranjar casamentos. Os empregadores podem recusar a contratação de funcionários em potencial com epilepsia ou recusar a promoção de funcionários existentes com epilepsia.

O estigma estrutural pode ser percebido nas políticas de instituições privadas e estatais, que sistematicamente discriminam ou restringem as oportunidades oferecidas aos grupos estigmatizados. Uma das mais importantes dessas instituições estatais é a lei; a lei pode ser uma força poderosa na luta contra a operação do estigma na sociedade e na estruturação da resistência individual ao estigma. Da mesma forma, pode desempenhar muitos papéis na afirmação ou promulgação do estigma. As pessoas pesquisaram as leis estaduais nos EUA para ilustrar a discriminação estrutural sistemática relacionada à doença mental. A história jurídica indiana fornece evidências consistentes de estigma estrutural contra pessoas com epilepsia, apesar das declarações em publicações da Organização Mundial da Saúde de que as construções legais da epilepsia na Índia evoluíram. Por exemplo, a Lei do Casamento Hindu de 1955 e a Lei Especial do Casamento de 1954 anulam o casamento se o cônjuge estiver sujeito a "ataques recorrentes de insanidade e epilepsia". Vários anos de luta legal pela Associação Indiana de Epilepsia resultaram na remoção da epilepsia como critério de anulação quase no final do século XX. Uma breve visão geral dos registros judiciais do século XX revelará que esta disposição específica foi amplamente utilizada para discriminar mulheres com epilepsia, em particular. Mesmo depois que as leis do casamento alcançaram os avanços médicos e a compreensão da epilepsia, continua sendo uma questão controversa nos tribunais de família em toda a Índia. A prática infeliz, mas comum, de ocultar a epilepsia dos cônjuges é muitas vezes construída como fraude e crueldade, e a condição ainda é apresentada como falsa evidência de que as pessoas com epilepsia são incapazes de manter uma vida conjugal. Dados recentes dos Estados Unidos mostraram que as convulsões foram responsáveis por acidentes de carro fatais com menos frequência (0,2%) do que dirigir embriagado (31%). Ao contrário dos EUA e de vários outros países, a Lei de Veículos Motorizados na Índia não permite a emissão de licença para dirigir um veículo motorizado, se o requerente tiver epilepsia. Apesar da petição ao governo indiano por grupos de interesse para permitir legalmente que pessoas com epilepsia dirijam, houve pouco progresso nessa frente. Além disso, a cobertura de seguro para pessoas com epilepsia na Índia é emitida a taxas desvantajosas, e os benefícios são negados às pessoas com epilepsia no caso de acidentes/mortes ocorridos devido à epilepsia.

A ausência de estruturas legais apropriadas que restrinjam ou mitiguem o comportamento discriminatório contra pessoas com epilepsia é igualmente evidente no estigma estrutural contra a epilepsia na Índia. Embora as leis de deficiência na América do Norte e no Reino Unido assegurem que os empregadores possam garantir que os funcionários com epilepsia não enfrentem discriminação no local de trabalho por parte de outros funcionários ou em relação ao acesso a certas ocupações, não há disposições legais equivalentes na Índia até o momento. Portanto, a epilepsia na Índia ainda pode ser um motivo potencial para negar o acesso ao emprego se os empregadores, por exemplo, descobrirem a epilepsia de um funcionário ou possível funcionário e considerarem que não podem ser empregados devido à sua saúde, pois o empregador está dentro de seus direitos legais de fazê-lo. . A lei indiana, tal como está, pode perpetuar a estigmatização ao encorajar as pessoas com epilepsia a continuar com a ocultação sistemática e o sigilo sobre sua condição, em vez de dar-lhes espaço para divulgação, aceitação, proteção e ativismo. O estigma estrutural também é evidente através da ausência de construções legais precisas e flexíveis da epilepsia, que refletem o conhecimento médico atual da condição. A falta de espaços públicos concedidos à epilepsia é mais uma evidência do profundo estigma estrutural subjacente à epilepsia na Índia. Por exemplo, não há programas de conscientização em nível nacional para promover percepções precisas sobre epilepsia na Índia, e a epilepsia é sistematicamente descartada nas políticas nacionais de saúde pública, apesar dos milhões que vivem com a doença e enfrentam vários desafios subsequentes.

A medição ou avaliação do estigma é uma tarefa difícil, pois exige ferramentas que sejam culturalmente sensíveis, mas universalmente aplicáveis. Os instrumentos que permitem a quantificação incluem questionários (nomeadamente conhecimento, atitude e prática relatada) que extraem alguma informação sobre o conjunto existente de crenças e percepções em torno de uma determinada condição de saúde. Um dos instrumentos comumente usados é uma ferramenta de triagem de três perguntas. Essas afirmações são "Sinto que algumas pessoas se sentem desconfortáveis comigo", "Sinto que algumas pessoas me tratam como uma pessoa inferior" e "Sinto que algumas pessoas preferem me evitar". Este foi originalmente desenvolvido para acidente vascular cerebral e foi posteriormente adaptado para uso em epilepsia. Alguns pesquisadores têm utilizado instrumentos mais elaborados com dez questões ou mais. As escalas também permitem aos pesquisadores a capacidade de calcular a extensão do estigma e suas mudanças. Por exemplo, o trabalho nos EUA, Alemanha Ocidental, Grã-Bretanha e Itália ilustrou como as percepções públicas negativas sobre a epilepsia e as pessoas com epilepsia mudaram gradualmente ao longo do século XX. No entanto, as abordagens quantitativas têm seus limites, que podem ser superados usando uma combinação de ferramentas quantitativas e qualitativas, que apresentam outras vantagens. Os métodos qualitativos incluem entrevistas com informantes, discussão em grupos focais e observação participante, todos os quais permitem aos investigadores uma compreensão mais detalhada do funcionamento do estigma e do preconceito.

A medição do estigma também permite aos pesquisadores a oportunidade de identificar possíveis causas que influenciam o estigma. Uma breve revisão da literatura sugere que existe uma variação significativa nos fatores associados ao estigma. Por exemplo, alguns estudos relatam uma conexão entre a duração do período de remissão das crises e os níveis de estigma. Um estudo europeu sobre as causas do estigma relatou que a frequência de crises estava positivamente ligada ao estigma na maioria dos países deste estudo. No entanto, outros pesquisadores relataram que o estigma ou a qualidade de vida (QV) podem não estar necessariamente relacionados à frequência das crises. Outros fatores, como gênero (Bélgica,

Portugal, Reino Unido), idade mais precoce de início (França, Alemanha, Itália, Espanha e Reino Unido), duração mais curta da epilepsia (Holanda, Polônia e Turquia) e conhecimento limitado sobre epilepsia (Alemanha, Itália , Holanda, Polónia, Portugal e Turquia) foram significativamente associados com alto estigma. Pessoas fora do casamento (nunca se casaram, divorciadas/separadas ou viúvas) perceberam maior estigma do que outras. Outras variáveis indicativas de maior estigma são socioeconômicas, demográficas e biomédicas. O maior estigma sentido foi associado ao desemprego, renda limitada, controle deficiente das convulsões, maior interferência das convulsões nas atividades diárias, níveis mais baixos de confiança no manejo da epilepsia, resultados mais negativos com convulsões e menor satisfação do paciente.

Apesar do aumento do trabalho na avaliação do estigma relacionado à epilepsia no mundo desenvolvido, há um pequeno número de pesquisas sistemáticas semelhantes sobre o estigma relacionado à epilepsia em grande parte do mundo em desenvolvimento e, definitivamente, no sul da Ásia. Tem havido pesquisas sobre o estigma relacionado à epilepsia em estados como Kerala e Karnataka. O corpo de trabalho existente utilizou abordagens hospitalares e populacionais envolvendo questionários. Em Mangalore, verificou-se que a estigmatização estava relacionada com a idade e a escolaridade do inquirido, embora sem relação com o sexo e a situação ocupacional. No entanto, as diferentes raízes, manifestações e determinantes do estigma relacionado à epilepsia na Índia ainda precisam ser investigados de forma abrangente.

Uma das respostas individuais e familiares mais comuns ao estigma é a ocultação ou ocultação parcial. No caso da epilepsia, isso significa que eles ocultam todos os sinais tangíveis da doença, como a medicação ou as próprias convulsões, tanto quanto possível. As pessoas com epilepsia evitam ou tentam limitar a estigmatização gerenciando as informações por meio de dois processos: ocultação geral ou divulgação seletiva. No entanto, a ocultação como estratégia de gerenciamento do estigma tem suas desvantagens e sabe-se que contribui para aumentar as expectativas de rejeição e estigmatização, muitas vezes resultando em um ciclo vicioso de sigilo, retraimento, isolamento e comportamentos socialmente inadequados.

Nos últimos anos, a Organização Mundial da Saúde, o Bureau Internacional de Epilepsia e a Liga Internacional contra a Epilepsia surgiram com uma campanha global contra a epilepsia chamada "Out of the Shadows". Um dos principais temas desta iniciativa foi reduzir o estigma em torno desta condição, e programas incluindo projetos de demonstração na China, Brasil e outros países tentaram alcançar a melhoria do estigma. O projeto de demonstração na China identificou uma lacuna de conhecimento persistente e considerável na China rural em relação a quase todos os aspectos da epilepsia. Aqui, as pessoas recorrem tanto aos praticantes tradicionais chineses quanto aos praticantes de medicamentos modernos. Os pesquisadores chineses também sugerem que programas efetivos de educação comunitária sobre epilepsia devem incluir o treinamento e a educação conjunta dos praticantes da medicina tradicional e moderna. A pesquisa brasileira adotou uma abordagem multifacetada para estigma e educação e treinamento foi fornecido para profissionais de saúde e professores. Além disso, o projeto criou uma ferramenta de avaliação do estigma, que revelou como o estigma era variado, dinâmico e dependente de fatores sociais, linguísticos e culturais. Projetos semelhantes na escala tentados na China e no Brasil, no entanto, ainda não foram realizados na Índia.

Infelizmente, o estigma contra as pessoas com epilepsia e suas famílias continua a ser amplamente comum. Todo esforço deve ser feito para remover esse estigma por meio de educação e conscientização.

Mito 27: Realize respiração artificial em alguém que está tendo uma convulsão

Qualquer pessoa que tenha uma convulsão, tenha sido diagnosticada com epilepsia ou não, não precisará de respiração artificial. Recebi respiração artificial durante uma convulsão tônico-clônica e meu peito ficou muito dolorido por dias depois.

Se alguém começar a ter uma convulsão e você estiver por perto e puder ajudá-lo, tente manter a calma e evitar que a pessoa se machuque. Se alguém estiver tendo uma crise convulsiva (tônico-clônica ou grande mal), coloque algo macio embaixo da cabeça, afrouxe qualquer coisa apertada no pescoço, tire os objetos do caminho e role suavemente a pessoa de lado (a posição de recuperação) . Nunca contenha ninguém durante uma convulsão. Se alguém estiver tendo uma convulsão que envolva um estado de atordoamento e/ou movimentos sem propósito (parcial complexa), fique com a pessoa, tire os objetos do caminho e oriente-a para longe do perigo. Depois, fale gentilmente para confortar e tranquilizar a pessoa. A pessoa vai acordar de novo, é só dar um tempo. Ter uma convulsão, especialmente tônico-clônica, deixa seu corpo muito dolorido e cansado.

A menos que a convulsão dure mais de cinco minutos ou seja seguida por uma série de convulsões, raramente é necessário chamar uma ambulância. Existem medicamentos que podem ser usados para interromper as convulsões prolongadas, mas, no geral, deixe a convulsão seguir seu curso.

As convulsões geralmente não são emergências médicas e uma ambulância nem sempre é necessária. Você deve ligar para o 911 ou serviços de emergência, no entanto, se: uma convulsão durar cinco minutos ou mais ou se repetir uma após a outra sem que a pessoa recupere a consciência no meio; é a primeira convulsão da pessoa; a pessoa é ferida durante a convulsão (através de uma queda ou queimadura); a convulsão acontece na água; ou a pessoa está grávida ou tem diabetes.

As convulsões geralmente não causam interrupção da respiração por longos períodos de tempo. A pessoa terá respiração superficial e às vezes atrasada, mas a ressuscitação artificial não é necessária na maioria dos casos. É importante cronometrar a convulsão. Qualquer convulsão com duração superior a cinco minutos ou quando a pessoa está "ficando azul" pode exigir intervenção médica. Esteja preparado para pedir ajuda, mas geralmente não é necessário.

Os primeiros socorros corretos para a convulsão são simples: Fique. Seguro. Lado. FIQUE com a pessoa e comece a cronometrar a convulsão. Mantenha a pessoa SEGURA. Vire a pessoa de lado se ela não estiver acordada e consciente. NÃO coloque nada na boca deles. NÃO prenda a pessoa. Fique com eles até que estejam acordados e alertas após a convulsão. Ligue para o 911 ou para os serviços de emergência se a convulsão durar mais de cinco minutos; se tiverem convulsões repetidas; se tiverem dificuldade para respirar; se a convulsão ocorrer na água; se a pessoa estiver ferida, grávida ou doente; se a pessoa não voltar ao estado normal, se for a primeira vez que tem uma convulsão; ou se a pessoa pedir ajuda médica.

Geralmente, uma convulsão deve ser considerada uma emergência se: as convulsões não pararem dentro de alguns minutos, a confusão prolongada persistir após a convulsão (geralmente mais de dez a quinze minutos), se a pessoa não responder após uma convulsão, se a pessoa tiver dificuldade para respirar, se a pessoa for ferida durante a convulsão, se a convulsão for a primeira vez ou se houver uma mudança significativa no tipo ou caráter da convulsão em relação ao padrão normal de convulsão dessa pessoa.

Muitas pessoas têm convulsões por razões desconhecidas. Outras pessoas têm convulsões de alguma condição que afeta o funcionamento normal do cérebro. Estes podem incluir tumor cerebral, infecções, febre, lesões de nascimento, lesões ou traumas.

Outros problemas que podem afetar o funcionamento do cérebro e levar a convulsões incluem drogas ou medicamentos, álcool, baixo nível de açúcar no sangue ou outras anormalidades químicas. Luzes piscando rapidamente, alto estresse ou falta de sono podem induzir convulsões em certas pessoas. As convulsões em crianças são uma categoria especial de convulsões que são abordadas de maneira um pouco diferente.

As convulsões generalizadas comuns (tônico-clônicas) geralmente começam quando a pessoa grita ou emite algum som. Isso pode ser seguido por vários segundos de enrijecimento anormal, progredindo para espasmos rítmicos anormais dos braços e pernas. Os olhos geralmente estão abertos, mas a pessoa não responde ou está alerta. A pessoa pode não parecer estar respirando. Eles estão, no entanto, geralmente respirando adequadamente durante a breve duração da convulsão. A pessoa geralmente respira profundamente por um tempo após um episódio. Ele ou ela retornará à consciência gradualmente ao longo de vários minutos. A incontinência, ou perda de urina, é comum. Muitas vezes, as pessoas ficam combativas por um breve período após uma convulsão (uma convulsão que envolve todo o cérebro) porque precisam se lembrar do que aconteceu e perceber que tiveram uma convulsão.

Existem muitos outros tipos de convulsão, incluindo movimentos anormais isolados de um único membro, crises de olhar fixo ou rigidez anormal sem espasmos rítmicos. Um médico deve avaliar qualquer convulsão questionável.

Nem todos os testes diagnósticos a seguir são necessários para cada tipo de convulsão, e muitos não são necessários na primeira avaliação no departamento de emergência. Alguns podem ser agendados com um médico de cuidados primários posteriormente como paciente ambulatorial.

A avaliação e os tratamentos necessários podem incluir os seguintes procedimentos: exames de sangue, exames de imagem (tomografia computadorizada ou ressonância magnética), punção lombar, EEG (eletroencefalograma ou traçado de ondas cerebrais), medicamentos para parar ou prevenir convulsões.

O tratamento de emergência geralmente envolve medicação intravenosa (ou medicação oral em algumas pessoas), como lorazepam; outras drogas também podem ser utilizadas com esse tipo de droga (fenitoína ou fosfenitoína).

O tratamento é necessário para começar logo, pois convulsões contínuas com duração de vinte a trinta minutos podem resultar em danos ao cérebro. Uma vez controladas as convulsões, os testes serão feitos por um neurologista para encontrar a causa subjacente. Medicamentos adicionais dependem das causas subjacentes e das recomendações de um neurologista.

O atendimento domiciliar é apropriado quando se sabe que uma pessoa tem convulsões, se a convulsão for breve e se a pessoa se recuperar sem intercorrências. Normalmente, o paciente está sendo tratado por um neurologista e esse médico pode precisar ser notificado. As convulsões geralmente são preocupações contínuas. É importante manter quaisquer consultas ou exames de acompanhamento. A maioria dos pacientes é encaminhada a um neurologista para acompanhamento.

Até que as convulsões estejam bem controladas, é importante evitar dirigir ou se envolver em qualquer outra atividade potencialmente perigosa que possa causar danos a você ou a outras pessoas se ocorrer uma convulsão repentina. Muitos estados exigem relatórios obrigatórios de apreensões às agências estaduais de carteira de habilitação e outras agências reguladoras.

Muitos pacientes que tomam medicamentos para convulsões passam muito bem e, em algum momento, decidem parar de tomar seus medicamentos antiepilépticos. Esta decisão pode ser perigosa para si e para os outros. Os pacientes não devem descontinuar os medicamentos, a menos que aconselhados a fazê-lo por seu médico.

Para muitas pessoas com convulsões recorrentes, uma chave para a prevenção é tomar a medicação prescrita regularmente. A falha em tomar os medicamentos antiepilépticos prescritos é uma causa comum de convulsões recorrentes. Certas condições médicas ou interação com outros medicamentos podem levar à falha temporária do medicamento antiepiléptico, mesmo se tomado corretamente. Se a causa da convulsão for descoberta, é importante tratar essa condição e abordar o que causou a convulsão.

A perspectiva para alguém com convulsões geralmente depende da causa da convulsão. A investigação por um médico geralmente é necessária para descobrir a causa ou pelo menos excluir algumas causas. A maioria das convulsões relacionadas a medicamentos, drogas ou ferimentos leves na cabeça, por exemplo, desaparece sem tratamentos específicos e não indica um distúrbio convulsivo ou epilepsia em andamento. A maioria dos outros distúrbios convulsivos pode ser tratada de forma eficaz com medicamentos adequados administrados sob a orientação do seu médico ou de um especialista conhecido como neurologista. Alguns distúrbios convulsivos são difíceis de controlar, apesar dos medicamentos e outras terapias. Esta situação é rara. Uma subclasse de convulsões é conhecida como convulsões não epilépticas ou pseudoconvulsões. Estas não são convulsões verdadeiramente epilépticas, mas representam uma condição na qual alguém tem convulsões de aparência realista devido a um estresse subjacente ou distúrbio psicológico. O prognóstico para estes é muito bom e está inteiramente relacionado à resolução do distúrbio subjacente da pessoa com aconselhamento, não com medicamentos antiepilépticos. Essa possibilidade deve ser considerada quando nenhuma causa das convulsões puder ser encontrada, ou se as convulsões não puderem ser verificadas apesar da avaliação apropriada, ou se as convulsões forem resistentes a terapias médicas apropriadas.

Mito 28: Se alguém na família tiver epilepsia, os filhos também terão

Alguns tipos de epilepsia estão associados a fatores genéticos. No entanto, a maioria das pessoas com epilepsia geralmente não tem histórico familiar da doença.

O conceito de epilepsia genética é que a epilepsia é o resultado direto de um defeito genético conhecido ou presumido no qual as convulsões são o principal sintoma do distúrbio. O defeito genético pode surgir em um nível cromossômico ou molecular. É importante ressaltar que "genético" não significa o mesmo que "herdado", pois novas mutações não são incomuns. Ter uma etiologia genética não exclui uma contribuição ambiental para a epilepsia.

Existem muitas maneiras pelas quais os fatores genéticos podem contribuir para o desenvolvimento da epilepsia. Certos fatores genéticos podem não ter sido herdados e podem não ser transmissíveis aos descendentes.

Uma anormalidade genética que é herdada de um pai na concepção está, portanto, presente no pai do indivíduo. Pode estar em todas as células dos pais, ou pode estar apenas em uma porcentagem e, portanto, apenas em uma porcentagem de seus óvulos/espermatozóides. Cada gene existe com duas cópias. Algumas condições hereditárias exigem que apenas uma cópia do gene seja anormal (conhecida como autossômica dominante), outras condições hereditárias exigem que ambas as cópias do gene sejam anormais para que a condição ocorra (conhecida como autossômica recessiva). As anormalidades genéticas adquiridas incluem: de novo, esporádica, mosaicismo, linha germinativa e somática.

Uma anormalidade genética que ocorre como um novo evento (também conhecido como 'de novo', ou uma ocorrência 'esporádica') durante a divisão celular em um indivíduo após sua concepção. A anormalidade genética, portanto, não é herdada dos pais do indivíduo. O estágio da embriogênese, ou vida posterior, quando ocorre a anormalidade do gene, determina quais tecidos no indivíduo maduro e em que porcentagem de células nesses tecidos a anormalidade do gene será encontrada. Mosaicismo é o termo usado quando a anormalidade do gene é encontrada apenas em uma porcentagem das células do indivíduo, e não em todas. Se o indivíduo afetado pelo mosaicismo tem uma condição de saúde ou não, depende de quais tecidos são afetados e em que grau (qual é a porcentagem de células que possuem a anormalidade genética). A anormalidade é considerada uma anormalidade do gene germinativo adquirido se estiver presente no tecido gonadal do indivíduo (tecido de óvulo/esperma), pois pode então ser transmitida à prole. Se estiver presente nos tecidos do indivíduo (como o cérebro), mas não no tecido gonadal (não no tecido do ovo/esperma), então é considerada uma anormalidade genética somática adquirida. Neste caso, não pode ser transmitido à descendência do indivíduo.

Algumas epilepsias são causadas, não por anormalidades de um único gene, mas pelo efeito final somado de múltiplas anormalidades/variações de genes ("poligênicas"), aumentando a suscetibilidade a convulsões. Individualmente, essas anormalidades/variações genéticas não são suficientes para causar uma condição de saúde; no entanto, seu efeito somado pode aumentar a suscetibilidade a convulsões. Alguns indivíduos com etiologia poligênica terão convulsões espontâneas, outros terão convulsões apenas com desencadeadores ambientais adicionais presentes, como aumento da temperatura, doença viral, ingestão de álcool ou privação de sono. Quando fatores poligênicos e ambientais são necessários para resultar em convulsões, isso é conhecido como uma etiologia genética "complexa" para a epilepsia. Epilepsias poligênicas e genéticas complexas ocorrem com maior frequência em famílias de indivíduos afetados, mas seu padrão de herança não é tão fácil de prever quanto para anormalidades de um único gene. Pesquisar essas causas genéticas, ou testá-las em pacientes individuais, é difícil pela mesma razão – a epilepsia se deve à soma combinada dos efeitos de muitos genes e fatores ambientais.

Filhos de pais com algumas formas de epilepsia correm maior risco de desenvolvê-la, mas o risco é muito baixo. Isso ocorre porque um único problema genético raramente causa epilepsia; geralmente envolve uma combinação de múltiplos defeitos genéticos.

Mito 29: Pessoas com epilepsia podem machucar outras pessoas durante uma convulsão

Você não pode dizer o que uma pessoa pode fazer durante uma convulsão. As convulsões geralmente assumem uma forma característica e o indivíduo fará praticamente a mesma coisa durante cada episódio. O comportamento pode ser inadequado para a hora e o local, mas é improvável que cause danos a alguém.

Você não pode fazer nada para interromper uma convulsão depois de iniciada, mas pode ajudar a proteger a pessoa que está tendo a convulsão de se machucar durante a convulsão. Algumas convulsões são mais perigosas do que outras, mas é improvável que sejam uma emergência. Apenas tente manter a pessoa segura e confortável e role a pessoa suavemente de lado, na posição de recuperação, até que a convulsão termine e a pessoa esteja consciente.

O tipo de convulsão que a maioria das pessoas reconhece é a tônico-clônica ou, anteriormente conhecida como convulsão do grande mal, em que a pessoa que sofre a convulsão fica rígida e tem movimentos bruscos. Isso é muito assustador e assustador de assistir, mesmo para pessoas que já viram isso muitas vezes. Uma pessoa que tem uma convulsão tônico-clônica não se lembrará da convulsão e demorará um pouco para se lembrar de coisas que aconteceram antes do início da convulsão. A pessoa ficará atordoada e confusa e se sentirá fraca por um tempo.

As convulsões são muito mais perigosas para a pessoa que tem uma do que para qualquer pessoa ao seu redor. A pessoa que está tendo a convulsão está inconsciente e não tem consciência do que está ao seu redor e do que está acontecendo. Eles não podem se proteger de danos e os movimentos descontrolados e espasmos aumentam suas chances de lesões.

O início da convulsão é muito perigoso se a pessoa não estiver sentada ou deitada, porque ela simplesmente cairá no chão, independentemente da direção em que o corpo cair. A pessoa pode ficar gravemente ferida e até morrer nas piores circunstâncias.

Certas precauções tomadas pelas pessoas nas proximidades podem evitar ferimentos. Você pode amortecer a cabeça da pessoa, afrouxar a roupa em volta do pescoço, remover objetos duros ou pontiagudos com os quais ela possa se machucar e não tentar segurá-la ou contê-la ou colocar coisas em sua boca (é impossível engolir a língua) e colocar coisas na boca pode rachar os dentes ou até mesmo quebrar a mandíbula.

Mito 30: Existem leis que impedem mulheres com epilepsia de terem filhos

Não existem leis que impeçam as mulheres com epilepsia de terem uma família e filhos. Como pessoa com epilepsia, você já está muito ciente do distúrbio e das possibilidades de ferimentos durante uma convulsão e, como mãe, nunca colocaria seu filho em qualquer tipo de perigo. No entanto, toda mulher com epilepsia precisa cuidar de si mesma e de sua saúde durante a gravidez e na criação dos filhos.

Ter epilepsia não interfere no processo reprodutivo de homens ou mulheres. É uma condição médica e afeta as pessoas em graus variados. O processo reprodutivo ainda é o mesmo de qualquer pessoa que não tenha epilepsia. Pesquisas mais recentes mostram que, a menos que você tenha um histórico anterior de infertilidade ou uma condição médica diferente que possa afetar a fertilidade, você tem a mesma probabilidade de conceber do que uma mulher que não tem epilepsia.

Drogas antiepilépticas podem ter um efeito sério em um bebê no útero e podem aumentar o risco de defeitos congênitos. Portanto, qualquer mulher com epilepsia que deseja ter filhos ou já está grávida, precisa falar com seu neurologista para se certificar de que a medicação que está tomando é segura durante a gravidez e amamentação.

Mito 31: Não é seguro para mulheres com epilepsia engravidar

Existem riscos para uma mulher com epilepsia e seu bebê, mas geralmente podem ser controlados. A maioria das mulheres grávidas com epilepsia tem a mesma frequência de convulsões durante a gravidez, mas algumas podem ter ainda menos convulsões.

No entanto, algumas mulheres têm mais convulsões durante a gravidez, o que pode acontecer por alguns motivos. O corpo de uma mulher grávida passa por muitas alterações fisiológicas (pode alterar a forma como seu corpo responde aos medicamentos antiepilépticos), hormonais e psicológicas (a gravidez pode causar estresse emocional ou afetar os padrões de sono) e tudo isso pode aumentar as chances de ter uma convulsão.

Embora a epilepsia possa tornar a gravidez um pouco mais complicada, a maioria das mulheres com epilepsia tem gestações seguras e bebês saudáveis. A epilepsia geralmente não afeta a capacidade da mulher de conceber e tem um efeito mínimo no desenvolvimento da criança. No entanto, se as mulheres estiverem tomando drogas antiepilépticas, o risco de defeitos congênitos varia de dois a dez por cento. As pessoas podem minimizar o risco trabalhando em estreita colaboração com um neurologista e obstetra ou ginecologista antes de tentar engravidar. Eles podem decidir mudar sua medicação para convulsões para garantir que você esteja usando o(s) mais seguro(s) durante a gravidez.

Os neurologistas geralmente recomendam a continuação dos medicamentos para epilepsia durante a gravidez, mas isso depende do tipo de medicamento que você está tomando e se é seguro ou não durante a gravidez. Alguns medicamentos antiepilépticos não são recomendados para mulheres grávidas porque podem causar problemas de desenvolvimento ou defeitos congênitos, como espinha bífida ou lábio leporino. Os medicamentos de maior risco são: ácido valpróico, topiramato, fenobarbital e fenitoína. Você precisará discutir os medicamentos que está tomando com seu médico ou neurologista.

A epilepsia às vezes ocorre em famílias, mas a maioria das crianças não herda a epilepsia de seus pais. se você tem epilepsia, o risco de seu filho desenvolver epilepsia em algum momento de suas vidas é de cerca de cinco por cento. É mais provável que seu filho desenvolva epilepsia se sua epilepsia for herdada.

Algumas pessoas pensam que, se tiverem uma convulsão durante a gravidez, abortarão. isso não é necessariamente verdade e a maioria das mulheres que têm convulsões durante a gravidez dão à luz bebês saudáveis. Ter uma convulsão durante a gravidez pode ser perigoso para você e para o bebê. Se você cair de bruços durante uma convulsão, o bebê pode se machucar e algumas convulsões podem até induzir o parto ou aborto espontâneo. Converse com seu neurologista ou ginecologista sobre o que fazer se você tiver uma convulsão.

A epilepsia não tem impacto no método de entrega, você e seu médico podem decidir o que é melhor para você. Se você tiver convulsões repetidas durante o trabalho de parto, seu médico pode optar por fazer uma cesariana.

Muitas pessoas acreditam que a amamentação durante o tratamento com medicamentos para epilepsia não é uma boa ideia, mas estudos da última década mostraram que os bebês recebem apenas uma pequena quantidade do medicamento da mãe através do leite materno, ainda menos do que receberam durante a gravidez, e que há há pouco ou nenhum risco de efeitos colaterais.

No entanto, existem alguns medicamentos que são arriscados durante a amamentação, a saber: fenobarbital,primidona, lorazepam e etossuximida. Esses medicamentos podem ser bons, mas você precisará ser extremamente cauteloso e monitorar seu bebê quanto a sonolência, nível de alerta, não ganhar peso ou outros problemas de desenvolvimento.

Por fim, tome vitaminas pré-natais e ácido fólico para diminuir o risco de defeitos congênitos. Esses suplementos devem ser iniciados antes da gravidez e continuados durante a gravidez.

Mito 32: Medicamentos para epilepsia tornam todos os métodos anticoncepcionais menos eficazes

Nem todos os medicamentos para epilepsia têm efeito sobre o controle de natalidade. Muitas mulheres com epilepsia têm dúvidas sobre como a epilepsia afeta o controle de natalidade. Não importa que tipo de convulsões você tenha ou com que frequência você as tenha.

Você pode usar o controle de natalidade que impede a gravidez a curto prazo, a longo prazo ou permanentemente, dependendo se ou quando você deseja ter filhos. Você precisará falar com seu neurologista ou médico sobre qual controle de natalidade funcionará com o medicamento que está tomando.

Existem dois tipos diferentes de controle de natalidade: não hormonal e hormonal. Preservativos e diafragmas são tipos de controle de natalidade não hormonal. As pílulas anticoncepcionais, a injeção e o anel são tipos de controle de natalidade hormonal. Os medicamentos para epilepsia não afetam os métodos não hormonais, mas, se você tomar medicamentos para epilepsia indutores de enzimas e anticoncepcionais hormonais, isso pode tornar seu controle de natalidade menos eficaz na prevenção da gravidez.

Se você usa controle de natalidade hormonal, é difícil dizer qual impacto seu controle de natalidade terá em suas convulsões. Algumas mulheres dizem que o controle de natalidade hormonal aumenta suas convulsões, mas outras dizem que diminui suas convulsões e outras dizem que não afeta suas convulsões. Isso pode ser devido ao fato de algumas mulheres terem um tipo de epilepsia chamada epilepsia catamenial, causada pelas flutuações da progesterona no corpo da mulher.

É difícil dizer qual combinação de controle de natalidade e drogas antiepilépticas funcionará para você. Você pode precisar experimentar alguns tipos. Durante esses períodos de teste: procure sinais de que sua medicação para epilepsia não está funcionando (alterações na frequência, duração e tipos de convulsões que você tem), procure sinais de que seu controle de natalidade não está funcionando (menstruação atrasada, dores de cabeça, seios sensíveis, náuseas e dores lombares podem ser sinais de gravidez).

Mito 33: Todos os métodos anticoncepcionais aumentam a chance de convulsões em mulheres com epilepsia

Métodos de controle de natalidade não hormonais, como preservativos e diafragma, não têm qualquer efeito sobre a frequência ou duração das convulsões em mulheres com epilepsia.

Alguns tratamentos anticoncepcionais hormonais podem afetar suas convulsões de forma positiva (convulsões menos frequentes) ou negativa (convulsões mais frequentes), mas a epilepsia de algumas mulheres não é afetada.

A epilepsia catamenial é um tipo de epilepsia em mulheres em que as convulsões podem ser influenciadas por variações na secreção de hormônios sexuais durante o ciclo menstrual. Verificou-se que o estrogênio tem efeitos pró-convulsivos, enquanto a progesterona tem propriedades anticonvulsivantes.

Descobriu-se que a epilepsia catamenial afeta aproximadamente um terço das mulheres com epilepsia e o controle de natalidade pode reduzir a frequência de convulsões nessas mulheres.

Mito 34: Adolescentes com epilepsia não podem frequentar a faculdade

Vários jovens com epilepsia estão estudando na universidade ou na faculdade. Muitos deles se saem muito bem e se formam com títulos ou diplomas. A frequência de suas convulsões pode interferir nas aulas, mas fora isso são iguais aos outros alunos.

Uma escola, faculdade ou universidade não pode discriminar qualquer pessoa com epilepsia. Conversar com a instituição pode ajudar a garantir que eles recebam o tipo certo de apoio, o que pode incluir observar o tipo de epilepsia da pessoa e como isso afeta a pessoa e seus trabalhos escolares. Isso pode ajudar a garantir que os alunos com distúrbios ou deficiências tenham as mesmas oportunidades que os outros alunos.

Efeitos colaterais de medicamentos como cansaço, dificuldade de concentração, problemas de memória de curto prazo e outros podem interferir nos estudos. As convulsões também podem ser perturbadoras.

As universidades e faculdades geralmente oferecem muita ajuda prática aos alunos com epilepsia, para apoiá-los em seus estudos.

Para pessoas com epilepsia, os exames podem ser particularmente desafiadores porque o estresse do exame pode desencadear convulsões e os efeitos colaterais dos medicamentos também podem ser problemáticos.

Mito 35: Adolescentes com epilepsia não podem praticar esportes

Uma pessoa com epilepsia pode participar de esportes ou outras atividades recreativas. A maioria das atividades esportivas e recreativas são seguras para pessoas com epilepsia. No entanto, isso depende do grau de controle das crises, do tipo de atividade e do que o médico recomenda.

Muitos pais têm a impressão equivocada de que os esportes são muito perigosos para adolescentes com epilepsia, mas os esportes são uma parte importante da vida de qualquer criança e, na maioria dos casos, são seguros para crianças com epilepsia.

Para os pais de crianças pequenas e adolescentes com epilepsia, existem muitos lugares e situações perigosas. Estes medos são perfeitamente naturais e esperados porque qualquer pai sente a necessidade de proteger o seu filho, no entanto, na maioria dos casos, as crianças com epilepsia estão bem e levam uma vida completamente normal. A maioria das crianças com epilepsia pode fazer praticamente qualquer coisa.

Existem algumas precauções que devem ser tomadas, especialmente em torno de alturas e água. Subir em uma árvore e nadar pode ser perigoso, a menos que alguém esteja lá para pegá-los ou tirá-los da piscina se tiverem uma convulsão. Você deve dizer ao treinador, professor e/ou diretor que seu filho tem epilepsia, mesmo que já tenha passado algum tempo desde a última convulsão. Não há nada para se envergonhar , e é melhor que eles estejam preparados para uma convulsão e saibam exatamente o que fazer nos primeiros socorros.

Existem muitos treinadores, professores e diretores mal informados que não estão interessados em ter um filho com epilepsia em times esportivos, mas você pode intervir e dar a eles algumas informações sobre epilepsia e primeiros socorros.

Meu conselho (para qualquer pessoa com epilepsia): ouça seu corpo (se você está se sentindo bem, então deve estar bem), certifique-se de que alguém esteja por perto ou espere até que alguém esteja lá antes de iniciar a atividade (para ajudá-lo se você tiver uma convulsão), pense antes de agir (existem muitas atividades que podem ser perigosas para pessoas com epilepsia e é sempre melhor prevenir do que remediar), eduque as pessoas ao seu redor sobre primeiros socorros para convulsões (é melhor que elas saibam o que fazer se isso acontecer). A consciência é fundamental!

Não existem regras sobre quais esportes crianças ou adultos com epilepsia podem ou não praticar, depende da condição particular da pessoa, seus sintomas e tipo de epilepsia.

Pense de forma prática sobre as habilidades da pessoa com epilepsia. Pense em quais podem ser as consequências de ter uma convulsão durante uma atividade específica. Se for perigoso no momento, deve ser evitado ou adiado até que as circunstâncias sejam satisfatórias.

Ter uma convulsão no campo de futebol ou beisebol não é perigoso, embora possa ser embaraçoso, no entanto, ter uma convulsão durante a escalada pode ser muito perigoso, portanto precauções extras devem ser tomadas.

Se seu filho estiver tomando remédios, mas ainda propenso a convulsões, uma perda de consciência no campo de futebol seria arriscada, mas se as drogas antiepilépticas estiverem funcionando e as convulsões estiverem sob controle, o risco de ter uma convulsão no campo é bastante baixo.

Alguns pais se preocupam com crianças com epilepsia sendo atingidas na cabeça. Não há evidências de que os cérebros de crianças com epilepsia sejam mais frágeis do que o normal. Para crianças cujas convulsões estão sob controle, os esportes de contato são tão seguros ou arriscados quanto para qualquer outra pessoa.

Mito 36: Luzes piscando ou videogames sempre causam convulsões

Nem todas as pessoas com epilepsia devem evitar luzes intermitentes. Se uma pessoa é fotossensível, as luzes piscando a uma certa velocidade e brilho podem desencadear uma convulsão. As pessoas que são fotossensíveis têm anormalidades específicas em seu EEG. Os desencadeadores de convulsões muito mais comuns incluem níveis baixos de medicamentos para convulsões, falta de sono, estresse ou ansiedade, alterações menstruais/hormonais, doença ou febre, interações de medicamentos sem receita médica, consumo excessivo de álcool ou drogas ilícitas.

As convulsões causadas por luzes piscantes ou videogames são muito raras. Apenas cerca de 3 por cento das pessoas com epilepsia têm convulsões causadas por luzes piscando em certas intensidades ou em certos padrões visuais. Este tipo de epilepsia é chamado de epilepsia fotossensível.

A epilepsia fotossensível é mais comum em crianças e adolescentes do que em adultos. Aqueles com epilepsia generalizada com certas síndromes epilépticas, como epilepsia mioclônica juvenil e síndrome de Jeavon (epilepsia com mioclonia palpebral) podem ter convulsões causadas por luzes piscantes.

Muitas pessoas não sabem que são sensíveis a luzes piscando ou padrões intermitentes até que tenham uma convulsão. Eles só poderiam ter convulsões desencadeadas por certas condições fóticas (de luz) e nunca desenvolver epilepsia com convulsões espontâneas. Outras pessoas que são perturbadas pela exposição à luz não desenvolvem convulsões, mas apresentam outros sintomas como dor de cabeça, náusea, vômito e tontura.

A epilepsia fotossensível pode ser desencadeada por qualquer coisa que aumente anormalmente a sincronia das células cerebrais. Certos padrões de luz, luzes brilhantes piscando em frequências específicas, sincronizam células dentro do córtex visual. Se os neurônios dispararem através de suas redes em um nível muito alto, eles podem recrutar outros neurônios para uma descarga hipersíncrona. Isso é o que acontece no cérebro durante uma convulsão.

O cérebro mostra uma forte resposta a flashes em torno de vinte por segundo (20 Hz), que também são os mais prováveis de desencadear convulsões. Quando a luz atinge o olho, os sinais são enviados através do tálamo (uma estrutura central do cérebro que retransmite os sinais cerebrais) para as áreas corticais do cérebro que processam os estímulos visuais. Essas áreas do cérebro fornecem informações fortes para o resto do cérebro e, na epilepsia fotossensível, o cérebro responde excessivamente a certas informações visuais, às vezes tão fortemente que uma convulsão é desencadeada.

A epilepsia fotossensível tem uma prevalência de cerca de um em dez mil indivíduos no geral, mas é mais comum em pessoas mais jovens, afetando cerca de um em quatro mil entre as idades de cinco e vinte e quatro anos. Os fatores envolvidos na fotossensibilidade, incluindo respostas dependentes da idade, são complexos e não bem compreendidos. Estudos genéticos mostram que a fotossensibilidade pode ser herdada. Vários genes foram identificados como fatores de risco para fotossensibilidade, mas nenhum gene foi encontrado para explicar a condição. No entanto, ter uma dessas mutações genéticas não garante fotossensibilidade (essas variantes são bastante raras) e não ter não significa que a pessoa estará livre de fotossensibilidade.

Existem certos estímulos que são mais prováveis de induzir convulsões. O brilho é provocativo, principalmente o contraste entre o flash e o período sem flash. O brilho é importante porque as telas de televisão modernas ou as telas de computador podem ficar tão brilhantes. A imagem também deve ocupar bastante da retina. Na maioria das vezes, requer pelo menos alguns segundos de flash para causar uma convulsão. Para a maioria das pessoas, a faixa de frequência mais problemática é de dez a vinte flashes por segundo (10-20 Hz).

Além de luzes piscantes, certos padrões regulares podem desencadear convulsões (como padrões listrados em preto e branco de alto contraste). A primeira área cortical do cérebro a processar a entrada visual é estruturada em colunas que respondem a listras ou bordas de diferentes orientações. As colunas de orientação que respondem à mesma orientação podem inibir umas às outras. Uma hipótese sobre a epilepsia sensível ao padrão sugere que essa inibição é menos eficaz. Sem essa inibição, um forte estímulo dirigindo um conjunto de colunas de orientação pode provocar atividade neuronal forte e descontrolada (excitação descontrolada).

O tratamento da epilepsia fotossensível é sintomático (as drogas antiepilépticas podem suprimir as convulsões, mas não curam a epilepsia). Se você sabe que é fotossensível, pode evitar os estímulos. Fique longe da discoteca ou das luzes estroboscópicas. Se você estiver jogando videogame, sente-se mais longe da tela e jogue em uma sala bem iluminada.

Mito 37: Convulsões febris (provocadas por febre alta) causam epilepsia em crianças

A epilepsia ocorre com mais frequência em crianças que tiveram convulsões febris. No entanto, o risco de uma criança desenvolver epilepsia após uma única convulsão febril simples é apenas ligeiramente maior do que o de uma criança que nunca teve uma convulsão febril.

As convulsões febris são convulsões que ocorrem em uma criança entre seis meses e cinco anos e tem uma temperatura superior a 38ºC (100,4ºF). A maioria das convulsões febris ocorre em crianças entre doze e dezoito meses de idade.

As convulsões febris ocorrem em dois a quatro por cento das crianças menores de cinco anos. Eles podem ser assustadores de assistir, mas não causam danos cerebrais ou afetam a inteligência da criança. A epilepsia é definida como tendo duas ou mais convulsões sem febre presente, portanto, ter uma convulsão febril não significa que a criança tenha epilepsia.

Existem algumas causas possíveis de convulsões febris, ou seja, infecção, imunizações ou outros fatores de risco, como histórico familiar de convulsões febris, que aumentarão o risco de convulsões febris de uma criança. Uma infecção bacteriana ou viral pode causar febre, que também pode causar convulsões febris. Certas vacinas (particularmente contra sarampo, caxumba e rubéola) podem causar febre (oito a quatorze dias após a vacinação) que pode levar a convulsões febris.

As convulsões febris geralmente ocorrem no primeiro dia da doença e, em alguns casos, a convulsão é o primeiro indício de que a criança está doente. A maioria das convulsões febris ocorre quando a temperatura é superior a 39°C (102,2°F). As convulsões febris são classificadas como simples ou complexas.

As convulsões febris simples são as mais comuns. Normalmente, a criança perde a consciência e tem uma convulsão ou espasmos rítmicos dos braços ou pernas. A maioria das convulsões não dura mais de um ou dois minutos, embora possam durar até quinze minutos. Após a convulsão, a criança pode ficar confusa ou sonolenta, mas não apresenta fraqueza nos braços ou nas pernas.

As convulsões febris complexas são menos comuns e podem durar mais de quinze minutos (ou trinta minutos se em série). A criança pode ter fraqueza temporária de um braço ou perna após a convulsão.

Uma criança que apresenta convulsão febril deve ser atendida por um profissional de saúde o mais rápido possível (em um pronto-socorro ou clínica médica) para determinar a causa da febre. Algumas crianças, especialmente aquelas com menos de doze meses de idade, podem precisar de exames para garantir que a febre não esteja relacionada à meningite (uma infecção grave do revestimento do cérebro).

O tratamento para convulsões prolongadas geralmente envolve dar à criança um medicamento anticonvulsivo e monitorar a frequência cardíaca, a pressão arterial e a respiração da criança. Se a convulsão parar por conta própria, a medicação anticonvulsivante não é necessária. Após uma convulsão febril simples, a maioria das crianças não precisa ficar no hospital, a menos que a convulsão tenha sido causada por uma infecção grave que exija tratamento hospitalar.

Após o término da convulsão, inicia-se o tratamento para a febre, geralmente administrando-se paracetamol ou ibuprofeno oral ou retal e, às vezes, esfregando-se água em temperatura ambiente (não fria).

As crianças que têm uma convulsão febril correm o risco de ter outra convulsão febril (isso ocorre em trinta a trinta e cinco por cento dos casos. As convulsões febris recorrentes não ocorrem necessariamente na mesma temperatura do primeiro episódio e não ocorrem sempre que a criança tem febre. A maioria das recorrências ocorre dentro de um ano após a convulsão inicial e quase todas ocorrem dentro de dois anos após a primeira convulsão.

O risco de convulsões recorrentes é maior em crianças pequenas (menos de quinze meses), com febre frequente, pais ou irmãos que tiveram convulsões febris ou epilepsia, têm pouco tempo entre o início da febre e a convulsão ou tiveram um baixo grau de febre antes de sua convulsão.

Os pais que testemunham a convulsão febril de seus filhos podem fazer algumas coisas para evitar que a criança se machuque:

Coloque a criança de lado, mas não tente interromper seus movimentos ou convulsões. Não coloque nada na boca da criança.

Remova objetos pontiagudos ou duros das proximidades da criança.

Mantenha o tempo da apreensão. Convulsões que duram mais de cinco minutos requerem tratamento imediato. Um dos pais deve ficar com a criança enquanto o outro pede ajuda médica de emergência.

Os pais de uma criança que corre o risco de ter uma convulsão febril recorrente podem ser ensinados a dar tratamento em casa para convulsões que duram mais de cinco minutos. O tratamento geralmente envolve administrar à criança uma dose de Diazepam Gel no reto. Uma dose é normalmente tudo o que é necessário para interromper uma convulsão.

Na maioria dos casos, o tratamento para prevenir convulsões futuras não é recomendado; os riscos e potenciais efeitos colaterais dos medicamentos anticonvulsivantes diários superam seus benefícios. Além disso, não é recomendado administrar medicamentos (paracetamol ou ibuprofeno) para prevenir a febre em uma criança sem febre (se a criança estiver resfriada, mas sem febre) porque não parece reduzir o risco de futuras convulsões febris.

O tratamento para febre (temperatura superior a 100,4°F ou 38°C) é aceitável, mas nem sempre necessário; os pais devem falar com seu profissional de saúde para ajudar a decidir quando tratar a febre de uma criança. Uma discussão detalhada sobre febre em crianças está disponível separadamente.

A inteligência e outros aspectos do desenvolvimento do cérebro não parecem ser afetados por uma convulsão febril, seja a convulsão simples, complexa ou recorrente, ou tenha ocorrido no contexto de uma infecção ou após a imunização.

A epilepsia ocorre com mais frequência em crianças que tiveram convulsões febris. No entanto, o risco de uma criança desenvolver epilepsia após uma única convulsão febril simples é apenas ligeiramente maior do que o de uma criança que nunca teve uma convulsão febril.

Mito 38: Uma pessoa com epilepsia ou convulsões não pode doar sangue

Em muitos países, as pessoas com epilepsia são temporariamente ou permanentemente excluídas da doação de sangue. Essa exclusão é baseada na suposição de que eles são mais propensos a sofrer reações adversas do doador, como convulsões epilépticas, e não em evidências científicas.

Então, quais são os efeitos adversos da doação de sangue em pacientes com epilepsia? Nenhum estudo, até onde vejo através de toda a pesquisa, poderia demonstrar que uma doação de sangue resultou em eventos adversos em pacientes com epilepsia.

Estudos limitados de baixa qualidade não conseguiram demonstrar que os doadores de sangue com epilepsia apresentam um risco aumentado de efeitos adversos. Mais pesquisas são necessárias para determinar se e por quanto tempo os pacientes com epilepsia devem ser excluídos da doação de sangue.

Mito 39: Infligir escarificação pode curar a epilepsia

A epilepsia é um problema médico crônico que, para muitas pessoas, pode ser tratado com sucesso. Infelizmente, o tratamento não funciona para todos e há uma necessidade crítica de mais pesquisas.

Não há cura conhecida para a epilepsia. No entanto, cerca de setenta por cento das pessoas com epilepsia têm suas convulsões controladas com medicamentos. Em alguns casos, a cirurgia de epilepsia oferece a possibilidade de redução ou eliminação das crises. Dependendo do tipo de epilepsia, algumas pessoas superam a epilepsia.

A maioria das pessoas com epilepsia vive em países em desenvolvimento com acesso limitado a cuidados médicos. Na África, os curandeiros tradicionais desempenham um papel proeminente no cuidado de pessoas com epilepsia, mas pouco se sabe sobre o tratamento da epilepsia pelos curandeiros tradicionais.

Os curandeiros tradicionais reconhecem os mesmos sintomas que um neurologista provoca para caracterizar o início das convulsões (por exemplo, alucinações olfativas, marcha jacksoniana, automatismos). Embora os curandeiros tradicionais reconheçam uma tendência familiar para algumas convulsões e endossem as causas da epilepsia sintomática, eles acreditam que a feitiçaria desempenha um papel central e provocador na maioria das convulsões. O tratamento é iniciado após a primeira convulsão e geralmente incorpora certos produtos vegetais e animais. Os pacientes que não apresentam mais convulsões são considerados curados. Aqueles que não respondem à terapia podem ser encaminhados para outros curandeiros. Sinais de doença sistêmica concomitante são a razão mais comum para encaminhamento a um hospital.

Os curandeiros tradicionais obtêm históricos detalhados de eventos, concentram-se no tratamento e podem encaminhar pacientes com convulsões refratárias a outros curandeiros. Em algumas circunstâncias, eles reconhecem um papel para os cuidados de saúde modernos e encaminham os pacientes para o hospital. Dada a sua predominância como prestadores de cuidados para pessoas com epilepsia, é importante compreender melhor a sua abordagem de cuidados. Relações colaborativas entre médicos e curandeiros tradicionais são necessárias se quisermos preencher a lacuna de tratamento na África.

Dos quarenta milhões de pessoas com epilepsia em todo o mundo, oitenta por cento vivem em países em desenvolvimento. Na África, dois terços a três quartos da população rural podem praticamente não ter acesso a instalações modernas de saúde. Apesar dos movimentos para descentralizar os cuidados de saúde, os recursos permaneceram amplamente centralizados e mal alocados. Os pacientes devem percorrer longas distâncias para procurar atendimento médico. Os custos de viagem podem ser proibitivos. Atrasos para ver profissionais de saúde sobrecarregados podem ser substanciais. Os pacientes podem chegar e encontrar pessoal de licença, medicamentos esgotados ou prestadores de serviços médicos que carecem dos conhecimentos necessários. As taxas de usuário impedem ainda mais a procura de cuidados de saúde, particularmente em populações de pacientes vulneráveis. Aqueles que superam esses obstáculos e acessam instalações médicas podem incorrer em despesas adicionais comprando medicamentos ou viajando para buscá-los.

Pessoas com epilepsia são especialmente propensas a encontrar barreiras para cuidados médicos. As crises recorrentes podem limitar a capacidade de uma pessoa realizar o trabalho manual necessário para a vida rural, a epilepsia causa perdas econômicas. Na África, a epilepsia está associada a um tremendo estigma, que pode piorar as desvantagens sociais e econômicas. Onde a epilepsia é subtratada e estigmatizada, as pessoas com epilepsia são menos empregáveis e menos propensas a ganhar a vida. Eles podem ser incapazes de mobilizar as redes sociais necessárias para fornecer transporte, assistência financeira, hospedagem e apoio psicológico necessários para buscar atendimento em instalações médicas distantes e com poucos recursos.

Nesse contexto, não é surpresa que as pessoas com epilepsia procurem atendimento de curandeiros tradicionais e não de médicos. Os curandeiros tradicionais não são apenas fisicamente mais acessíveis aos pacientes, mas também oferecem maior familiaridade cultural e conceitual. Os cuidados hospitalares são centrados na doença e podem ser incapazes de oferecer explicações sobre a causa da doença de forma ecologicamente válida. Por outro lado, os curandeiros tradicionais se concentram nos pacientes e em seus ambientes sociais mais do que em suas doenças específicas, enfatizando fortemente o contexto psicológico e social da doença. Os pacientes em culturas tradicionais muitas vezes acreditam que os conflitos psicológicos e sociais são uma das principais causas da doença, o fracasso da medicina moderna em lidar com essas preocupações pode diminuir o poder percebido das intervenções médicas modernas.

A confiança nos modos tradicionais de cuidados de saúde em África tende a aumentar à medida que aumenta o fosso entre as necessidades e os recursos de cuidados de saúde devido ao fardo crescente da pobreza e da implacável epidemia do vírus da imunodeficiência humana (VIH). Setenta por cento dos pacientes em algumas áreas já procuram inicialmente cuidados de saúde de curandeiros tradicionais. Os governos dos países em desenvolvimento iniciaram um diálogo com curandeiros tradicionais para facilitar alguma associação com o setor formal de saúde. Recentemente, a África do Sul aprovou uma legislação para licenciar cerca de duzentos mil curandeiros tradicionais. Apesar da predominância global da cura tradicional para pessoas com epilepsia e dos esforços contínuos para incorporar curandeiros tradicionais ao sistema médico formal, sabemos muito pouco sobre como os curandeiros tradicionais abordam o tratamento da epilepsia.

Houve uma criança de quatro anos que teve uma convulsão tônico-clônica generalizada enquanto estava sob os cuidados dos avós paternos. Os avós paternos consultaram um curandeiro tradicional, que atribuiu a convulsão ao espírito irado do falecido pai da criança. Após a morte do pai, os avós paternos confiscaram os bens da família, incluindo esta criança, deixando a mãe na miséria. A mãe tinha epilepsia e os avós paternos não acreditavam que ela fosse uma mãe adequada, embora ela tomasse fenobarbital (PB) com bom controle das crises. O curandeiro invocou esta violação da herança legítima como a causa das apreensões da criança e defendeu que a criança e alguns dos seus bens devem ser devolvidos à mãe para que as apreensões parem. A criança continuou a ter convulsões intermitentes e teve pelo menos dois episódios de estado de mal epiléptico, possivelmente no quadro de malária. Eventualmente, os avós devolveram a criança para a mãe.

A mãe levou a criança a outro curandeiro tradicional, que tratou a criança com tenda de vapor de ervas. Durante uma das sessões de vaporização, a criança caiu para a frente em uma panela de vapor fervente e sofreu queimaduras na testa. O curandeiro tradicional garantiu à mãe que, com o tratamento completo, as convulsões parariam. No entanto, quando a mãe não conseguiu pagar o preço de uma cabra viva, o curandeiro recusou-se a completar o tratamento. A mãe então decidiu procurar atendimento no hospital.

A maioria dos curandeiros tradicionais acredita que a bruxaria é responsável até certo ponto pelas convulsões. A forte crença na bruxaria e a capacidade sustentada para o pensamento mágico evidente na África rural pode ser difícil para os ocidentais apreciarem. Essas crenças não se limitam aos ignorantes. Alguns dos profissionais de saúde treinados que entrevistamos, incluindo médicos, acreditam que a bruxaria desempenha um papel na causa das convulsões. A crença na bruxaria como a causa final da condição não exclui a atribuição de causas próximas para as convulsões. Por exemplo, um feitiço lançado em alguém pode fazer com que ele ou ela desenvolva convulsões durante um surto de malária, quando, de outra forma, a malária não causaria convulsões. Os curandeiros relataram uma gama diversificada de circunstâncias específicas que podem resultar em convulsões.

Os curandeiros tradicionais concordam que nada deve ser colocado na boca do paciente. Eles endossaram "soprar fumaça pela narina" para tentar interromper a convulsão. Eles também identificaram secreções corporais (urina, fezes, gases (gases do estômago) e saliva) como substâncias contagiosas que poderiam transmitir convulsões aos espectadores. Tratamentos para "imunizar" os membros da família contra a epilepsia podem ser recomendados. Os curandeiros tradicionais endossam a importância de dar ao paciente uma explicação para a convulsão.

As convulsões induzidas por bruxaria podem ser curadas pelo tratamento com um antídoto composto pelos mesmos ingredientes usados na bruxaria original. As falhas do tratamento ocorrem quando o curandeiro não consegue identificar e obter os ingredientes corretos. Os ingredientes populares para o tratamento da epilepsia usados tanto pelos curandeiros tradicionais quanto pelos profissionais de saúde hospitalar eram produtos de animais que exibiam comportamentos semelhantes a convulsões ou perda de consciência. Alguns casos de epilepsia não podem ser curados. As queimaduras são vistas como um sinal de epilepsia intratável. Muitos curandeiros acreditam que a própria queimadura de alguma forma sela o destino da vítima. Outros estudos confirmaram crenças semelhantes entre curandeiros tradicionais em outras regiões africanas.

Os curandeiros tradicionais podem encaminhar os pacientes para outro curandeiro se suas próprias terapias falharem. As referências são feitas a um curador mais poderoso ou a alguém que tenha acesso a diferentes ingredientes para uso no tratamento. Os curandeiros tradicionais também reconhecem o papel da medicina moderna no tratamento de convulsões e relatam encaminhar pacientes ao hospital às vezes, especialmente quando as convulsões ocorrem no contexto de outras condições. Intervenções médicas específicas, como "gotejamento", injeções e tratamento de feridas também foram citadas como razões para enviar pacientes ao hospital. Às vezes, os pacientes são encaminhados simplesmente porque o curador sente que seu tratamento falhou.

Limitações econômicas significativas na África continuam a inibir o desenvolvimento dos sistemas de saúde e, no futuro previsível, os sistemas médicos modernos sozinhos não podem preencher a lacuna de tratamento para pessoas com epilepsia. Apesar de numerosos estudos antropológicos e alguns epidemiológicos, enfatizando o importante papel de promoção da saúde dos curandeiros tradicionais na África, os cuidados de saúde modernos têm frequentemente visto os curandeiros tradicionais com uma mistura de ceticismo e suspeita. Os curandeiros tradicionais são parte integrante da situação dos cuidados de saúde em África e as tentativas de intervir medicamente, sem a colaboração dos curandeiros tradicionais, provavelmente falharão.

As pessoas com convulsões caracterizadas por fenômenos motores ou sensoriais focais geralmente apresentam cicatrizes ou tatuagens de curandeiro tradicional na região afetada no início das convulsões. Isso mostra que os curandeiros tradicionais relatam que obtêm histórias detalhadas do início das convulsões. As queimaduras em africanos com epilepsia estão associadas a convulsões frequentes e, portanto, provavelmente são indicativas de uma baixa probabilidade de ausência de convulsões.

Os medicamentos tradicionais nem sempre são benignos. Consequências negativas podem resultar dos cuidados tradicionais do curandeiro, como as queimaduras da criança. Os cuidados prestados pelos curandeiros tradicionais podem consumir recursos financeiros significativos, mas os cuidados dos curandeiros tradicionais podem não ser totalmente sem benefícios. Se o tratamento de um curandeiro permite que os familiares de uma pessoa com epilepsia não tenham mais medo do contágio, talvez a família esteja mais disposta a ajudar a pessoa com epilepsia quando ela sofre convulsões - afaste-a do fogo, evite que ela se afogue. Além disso, após uma primeira convulsão, alguns indivíduos se preocupam constantemente com a possibilidade de outra convulsão. Muitos nunca terão uma segunda convulsão, ou a próxima convulsão não ocorrerá por meses ou anos. Talvez o tratamento ritual do curandeiro tradicional alivie essa preocupação e permita que a pessoa retorne ao círculo social como "normal". Às vezes, os curandeiros tradicionais parecem funcionar como a consciência moral da comunidade – apontando tabus quebrados e normas violadas.

Independentemente de como escolhemos ver os curandeiros tradicionais e seus cuidados, da perspectiva das pessoas com epilepsia na África rural, esses indivíduos são figuras centrais na prestação de cuidados de saúde. A proeminência dos curandeiros tradicionais na vida das pessoas com epilepsia exige que entendamos e reconheçamos seus cuidados. Quaisquer intervenções destinadas a aumentar o acesso aos cuidados e aliviar o estigma associado à epilepsia devem incluir esse grupo de provedores.

Não há escolas formais de treinamento ou livros escritos para curandeiros tradicionais. Em vez disso, a maioria dos curandeiros obtém seus conhecimentos e habilidades de um membro mais velho da família, ou os alunos podem ser aprendizes de um membro não familiar. As pessoas na África têm ideias diferentes sobre o que causa a epilepsia e como tratar esse problema, mas algumas ideias são compartilhadas. Existem dois tipos de epilepsia. Uma delas é uma doença causada por bruxaria. Impulsionada pelo ciúme ou pelo desejo de ter sucesso nos negócios, uma pessoa pode, por meio da magia, infligir epilepsia a outra. A vítima pode não conseguir mais ganhar dinheiro ou pode usar todo o seu dinheiro para pagar tratamentos e buscar a cura. Uma segunda forma básica de epilepsia é encontrada quando mais de um membro da família tem epilepsia. Isso pode não ser resultado de bruxaria. Esta forma é difícil de tratar e exige que o curandeiro forneça tratamento para prevenir a doença em familiares sem epilepsia. Ao tratar o tipo causado por bruxaria, o curador usa seus poderes sobrenaturais para adivinhar primeiro os ingredientes usados para infligir a bruxaria ao sofredor. Ele pode usar certos objetos encantados para adivinhar esses ingredientes. Ele então deve reunir esses mesmos ingredientes como um antídoto. Os ingredientes comuns são partes de insetos ou animais que têm convulsões (por exemplo, um certo inseto que, quando molestado, se mexe e depois se finge de morto). O bebê do mato finge estar morto para evitar o ataque. Estes são ingredientes procurados. Esses insetos ou partes de animais são misturados com partes de plantas na mesma proporção daquelas usadas para infligir a epilepsia. A mistura é então aplicada na pele, inalada ou ingerida. Para o tipo de epilepsia encontrado nas famílias, o tratamento se concentra em proteger os membros da família sem epilepsia. Quando esse paciente vai ao curandeiro tradicional, outros membros da família recebem tratamentos para evitar a propagação da doença. A necessidade desse tratamento é que as convulsões desse tipo de epilepsia podem ser contagiosas. Eles acreditam que o contágio vem da saliva, fezes ou urina, que, se contatadas durante ou após uma convulsão, podem transmitir a doença. O tratamento nem sempre é eficaz. Quando um curandeiro admite que é incapaz de conhecer ou localizar os mesmos ingredientes usados para causar epilepsia, ele pode recorrer a outro curandeiro tradicional. Alguns curandeiros tradicionais acreditam que, se uma pessoa se queima durante uma convulsão, os ataques não podem ser curados; portanto, muitos curandeiros tradicionais não tentarão tratar epilépticos com histórico de queimaduras. Muitos desses pacientes vão ao hospital para tratamento das queimaduras, mas irão a outros curandeiros para tratamento da epilepsia. Os curandeiros tradicionais encaminham para o hospital pacientes cujo tratamento falhou. Eles também podem receber auto-referências do hospital. Os fracassos do tratamento dos médicos modernos devem-se à sua impotência contra a feitiçaria ou à dosagem insuficiente de medicamentos.

Mito 40: Aplicar pimenta ou outras misturas nos olhos pode curar a epilepsia

A aplicação de misturas nos olhos não pode curar a epilepsia. A epilepsia é tradicionalmente tratada com medicamentos anti-convulsivos. Embora possam ser extremamente úteis, esses medicamentos podem não funcionar para todos e, como acontece com qualquer medicamento, apresentam risco de efeitos colaterais.

Algumas pessoas com epilepsia recorrem a tratamentos naturais e terapias alternativas para ajudar a aliviar seus sintomas ou complementar seus tratamentos. De ervas e vitaminas a biofeedback e acupuntura, há vários para escolher.

Embora alguns tratamentos naturais sejam apoiados por uma quantidade modesta de pesquisa, muitos não são. Há muito menos evidências que apóiam os tratamentos naturais para a epilepsia do que a medicina convencional.

Se você estiver interessado em adicionar algo novo ao seu regime de tratamento para epilepsia, fale com seu médico. Você pode descobrir alguns tratamentos naturais que podem complementar seu plano de tratamento atual. No entanto, algumas ervas são perigosas e podem interagir com medicamentos eficazes.

Trabalhar com um médico para descobrir os tratamentos certos para você pode ajudá-lo a avaliar os possíveis benefícios e riscos, além de aconselhá-lo sobre as etapas.

Com um mercado crescente e interesse público, os tratamentos à base de ervas dispararam em popularidade. Parece haver uma erva para cada doença. Algumas das ervas mais usadas para a epilepsia são: arbusto ardente, erva-cidreira, hidrocotiledónea, lírio-do-vale, visco, artemísia, peônia, calota craniana, árvore do céu e valeriana.

De acordo com um estudo de 2003, um punhado de remédios fitoterápicos usados na medicina tradicional chinesa, japonesa Kampo e indiana Ayurveda mostraram efeitos anticonvulsivantes. Ainda assim, não há estudos randomizados, cegos e controlados para apoiar seus benefícios. A segurança, os efeitos colaterais e as interações não são bem estudados.

Algumas das ervas naturais listadas acima podem realmente causar doenças – até mesmo a morte. Atualmente, não há provas científicas suficientes de que a maioria dos remédios fitoterápicos trate com sucesso a epilepsia. A maioria das evidências não é confiável.

A Food and Drug Administration (FDA) também não regula os suplementos de ervas. As ervas às vezes causam efeitos colaterais desagradáveis, como dores de cabeça, erupções cutâneas e problemas digestivos. Embora algumas ervas possam ajudar a epilepsia, outras podem piorar seus sintomas.

Ervas a evitar: Gingko biloba e erva de São João (podem interagir com medicamentos anticonvulsivantes), kava, maracujá e valeriana (podem aumentar a sedação), alho (podem interferir nos níveis de medicação), camomila (podem prolongar os efeitos da medicação). medicação), Schizandra (pode causar convulsões adicionais), suplementos de ervas contendo efedrina ou cafeína (podem piorar as convulsões, incluindo guaraná e kola), chá de menta

Certas vitaminas podem ajudar a reduzir o número de convulsões causadas por alguns tipos de epilepsia, mas lembre-se de que as vitaminas sozinhas não funcionam. Eles podem ajudar alguns medicamentos a funcionarem de forma mais eficaz ou ajudar a reduzir a dosagem necessária. Siga as instruções do seu médico antes de tomar suplementos vitamínicos para evitar uma possível overdose.

A vitamina B6 é usada para tratar uma forma rara de epilepsia conhecida como convulsões dependentes de piridoxina. Este tipo de epilepsia geralmente se desenvolve no útero ou logo após o nascimento. É causada pela incapacidade do seu corpo de metabolizar a vitamina B-6 adequadamente. Embora as evidências sejam promissoras, mais pesquisas são necessárias para determinar se a suplementação de vitamina B-6 beneficia pessoas com outros tipos de epilepsia.

A deficiência grave de magnésio pode aumentar o risco de convulsão. Pesquisas mais antigas sugerem que a suplementação de magnésio pode reduzir as convulsões. Os pesquisadores indicam que mais estudos randomizados e controlados são necessários para entender melhor os efeitos potenciais do magnésio na epilepsia.

Algumas pessoas com epilepsia também podem ter deficiência de vitamina E. Um estudo de 2016 descobriu que a vitamina E aumenta as habilidades antioxidantes. Esta pesquisa também sugeriu que ajuda a diminuir as convulsões em pessoas com epilepsia cujos sintomas não são controlados por medicamentos convencionais. O estudo concluiu que a vitamina E pode ser segura para tomar com medicamentos tradicionais para epilepsia. Mais pesquisas são necessárias, no entanto.

A medicação usada para tratar a epilepsia também pode causar deficiência de biotina ou vitamina D e piorar seus sintomas. Nesses casos, seu médico pode recomendar vitaminas para ajudar a controlar sua condição.

Bebês com convulsões causadas por deficiência de folato cerebral podem se beneficiar da suplementação. A suplementação de ácido fólico em pessoas com epilepsia e deficiência de folato de outros fatores pode causar mais mal do que bem. Tome-o apenas sob a supervisão do seu médico.

Certas mudanças na dieta também podem ajudar a diminuir as convulsões. A dieta mais conhecida é a dieta cetogênica, que se concentra em comer uma proporção maior de gorduras. A dieta cetogênica é considerada uma dieta com baixo teor de carboidratos e baixa proteína. Acredita-se que esse tipo de padrão alimentar ajuda a diminuir as convulsões, embora os médicos não saibam exatamente por quê. Crianças com epilepsia são frequentemente colocadas na dieta cetogênica. Muitas pessoas acham as restrições desafiadoras. Ainda assim, esse tipo de dieta pode complementar outras medidas de tratamento para ajudar a reduzir as convulsões.

Em 2002, a Johns Hopkins Medicine criou uma dieta Atkins modificada como uma alternativa com baixo teor de carboidratos e alto teor de gordura à dieta cetogênica para adultos com epilepsia. A organização indica que estudos recentes mostram que a dieta reduz as convulsões em quase metade daqueles que a experimentam. Não é necessário jejum ou contagem de calorias. Uma diminuição nas convulsões é frequentemente observada em apenas alguns meses.

Algumas pessoas com epilepsia tentam controlar sua atividade cerebral para reduzir a taxa de convulsões. A teoria é que, se você detectar os sintomas de uma convulsão iminente, poderá interrompê-la. Muitas pessoas com epilepsia apresentam sintomas de aura cerca de vinte minutos antes de ocorrer uma convulsão. Você pode notar cheiros incomuns, ver luzes estranhas ou ter visão embaçada. Você pode sentir sintomas por vários dias antes do evento. Esses sintomas podem incluir: ansiedade, depressão, fadiga e/ou fortes dores de cabeça.

Métodos de autocontrole são usados para prevenir ou diminuir a intensidade da convulsão quando ela chega. Existem várias técnicas, todas exigindo boa concentração e foco. Exemplos são: meditação, caminhar, mergulhar em uma tarefa, cheirar um odor forte ou literalmente dizer "não" à convulsão. O problema com esses métodos é que não existe uma técnica única para interromper uma convulsão. E não há garantia de que algum deles funcionará sempre.

Outra abordagem envolve biofeedback. Assim como as medidas de autocontrole, o objetivo do processo é assumir o controle de sua atividade cerebral. O biofeedback utiliza sensores elétricos para alterar as ondas cerebrais. Pelo menos um estudo descobriu que o biofeedback reduziu significativamente as convulsões em pessoas com epilepsia que não conseguiam controlar seus sintomas com drogas convencionais. Fisioterapeutas comumente usam biofeedback. Se você tem interesse em saber mais sobre esse procedimento, procure um profissional credenciado. Pode ser difícil controlar sua condição apenas com autocontrole e biofeedback. Ambos os procedimentos requerem tempo, persistência e consistência para dominar. Se você decidir seguir esse caminho, seja paciente. Não reduza ou pare de tomar qualquer medicamento prescrito sem a aprovação do seu médico.

Os tratamentos de acupuntura e quiropraxia às vezes são considerados alternativas ao tratamento convencional da epilepsia. A maneira exata como a acupuntura ajuda ainda não é compreendida, mas a antiga prática chinesa é usada para ajudar a aliviar a dor crônica e outros problemas médicos. Acredita-se que, ao colocar agulhas finas em partes específicas do corpo, os praticantes ajudam o corpo a se curar.

A acupuntura pode alterar a atividade cerebral para reduzir as convulsões. Uma hipótese é que a acupuntura pode manter a epilepsia sob controle, aumentando o tônus parassimpático e alterando a disfunção autonômica. A prática parece boa na teoria, mas não há evidências científicas para provar que a acupuntura é um tratamento eficaz para a epilepsia. As manipulações da coluna vertebral no tratamento quiroprático também podem ajudar o corpo a se curar. Alguns quiropráticos usam manipulações específicas para ajudar a controlar as convulsões regularmente. Como a acupuntura, a quiropraxia não é amplamente vista como uma forma eficaz de tratamento da epilepsia.

Na maioria das vezes, as evidências que apóiam os tratamentos naturais para a epilepsia são anedóticas. Não há pesquisas para apoiar o uso seguro. Também não existe um tratamento único ou remédio alternativo que funcione para todos. Seu neurologista é sua melhor fonte de informações e cuidados com a epilepsia. Seu cérebro é uma rede complexa.

Cada caso é diferente e as convulsões variam em gravidade e frequência. Diferentes tipos de epilepsia também respondem a diferentes ervas e medicamentos. Ervas ou outros tratamentos naturais podem interferir com medicamentos e resultar em convulsões.

Muitas pessoas tentam vários métodos de tratamento até encontrar um que funcione melhor para elas. A epilepsia é um distúrbio grave e é importante prevenir convulsões. Tratamentos naturais podem complementar seu tratamento médico. Em alguns casos, essas terapias podem até melhorar seu tratamento. No entanto, apesar de seu potencial, os tratamentos naturais ainda apresentam riscos significativos. Este é especialmente o caso de ervas e vitaminas, pois podem interagir com alguns medicamentos. Alguns suplementos podem até ser tão poderosos quanto os medicamentos convencionais. Certifique-se de consultar o seu médico antes de adicionar quaisquer ervas ou suplementos ao seu regime.

Você não deve descartar os tratamentos naturais para a epilepsia, mas tratá-los como opções separadas para o tratamento da epilepsia. Anote quais métodos lhe interessam e discuta-os com seu médico antes de experimentá-los. A maneira mais segura de tratar a epilepsia é consultar o seu neurologista. Adicionar ervas ou outros tratamentos sem consultá-los pode interferir na eficácia do seu medicamento e causar mais convulsões.

Mito 41: Pés ardentes podem curar a epilepsia

Idéias que nos parecem muito estranhas moldaram as visões da epilepsia ao longo de nossa história. Várias curas criativas, mas principalmente ineficazes, foram tentadas. Escritos mais antigos testemunham o fato de que pessoas com ataques epiléticos foram discriminadas ao longo da história. Mal podemos imaginar como era viver com tais convulsões em uma época em que as pessoas acreditavam que eram causadas por espíritos malignos e que os espíritos podiam afetar ou infectar outras pessoas.

Um conhecido neurologista afirmou que a história da epilepsia pode ser resumida em quatro mil anos de ignorância, apreensão e estigma, seguidos por cem anos de conhecimento, apreensão e estigma. Na Noruega contemporânea, crianças e adultos com epilepsia podem contar histórias de exclusão devido à apreensão e ao medo da sociedade. Os mitos que cercam a epilepsia são duradouros, e muitos deles ainda persistem. Médicos e profissionais de saúde devem procurar desmistificar a epilepsia e, assim, ajudar a melhorar a qualidade de vida dos pacientes.

Ao longo da história, a epilepsia tem sido conhecida por muitos nomes. O termo epilepsia foi introduzido por Hipócrates e é derivado do grego "agarrar, agarrar". Muitas outras designações foram usadas: a doença sagrada, a grande doença, a doença da queda e muitas outras (em norueguês: fallott, brotfall, fang, fangkrampe, ilske, brot, krampeslag, slau, begavning), incluindo a doença perversa/do mal. e loucura.

O termo "doença da queda" reflete a crença de que durante uma convulsão, o sofredor cairia no chão em direção ao Inferno e ao Diabo. "Fang" ou "fangkrampe" refere-se à crença de que as criaturas do submundo agarrariam ou abraçariam o sofredor, e as câibras são suas tentativas de se livrar desse abraço.

A designação "início" ("dom") atesta o fato de que a epilepsia também estava associada a habilidades especiais, incluindo a capacidade de curar outras pessoas. Na Noruega, Knut Rasmussen Nordgarden (1792 – 1876) é provavelmente a figura mais conhecida. Ele morava em VestreGausdal e atendia pelo nome de Knut, o Sábio. As pessoas vinham até ele de longe para serem curadas de doenças.

"A doença sagrada" foi usada porque as pessoas também acreditavam que os epilépticos tinham contato com Deus. Um exemplo é Cristina, a Surpreendente (1150 – 1224), também conhecida como Cristina Mirabilis. Ela era uma camponesa pobre e órfã da Bélgica que sofreu um grave ataque epiléptico quando jovem. Após a convulsão, as pessoas acreditaram que ela estava morta e começaram a enterrá-la. De repente, Cristina gritou: "O fedor do pecado humano é insuportável para mim!" Mais tarde na vida, ela realizou uma série de atos milagrosos. Ela se tornou um símbolo do sofrimento humano e da necessidade de banir o estigma e o preconceito.

O termo "loucura" deriva de uma noção de que os transtornos mentais estavam intimamente ligados às fases da lua. Na Noruega, o diagnóstico insaniaepileptica (insanidade epiléptica) foi usado por algum tempo. Em 1925, ao todo duzentas e vinte e três pessoas foram hospitalizadas com esse diagnóstico. O termo "histeroepilepsia" foi cunhado pelo neurologista francês Jean Martin Charcot para descrever as convulsões que pacientes neuróticos sofriam após terem observado convulsões epilépticas em pacientes da mesma enfermaria.

Na Antiguidade, a epilepsia era considerada uma doença sagrada infligida pelos deuses. O tratamento consistia em sacrifícios e rituais religiosos presididos por padres.

Durante séculos, acreditou-se que a epilepsia era causada por espíritos malignos, duendes e demônios ("morbusdaemonicus"). A epilepsia também estava ligada à bruxaria. Um manual de 1494, Malleus Maleficarum (O Martelo das Bruxas), afirma que as bruxas tinham características especiais, incluindo ataques epiléticos.

Os contos folclóricos nórdicos dos séculos XVII, XVIII e XIX mostram que a epilepsia era considerada o resultado de incidentes durante a gravidez. A mulher grávida deve evitar ser "negligente" – caso contrário, a criança sofreria com o enjôo da queda. As mulheres grávidas precisavam evitar cuidadosamente qualquer coisa que tivesse entrado em colapso. Por exemplo, não devem pular uma cerca caída, não presenciar ninguém desfazendo uma trama e não deixar cair nenhum objeto no chão. Se eles vissem alguém caindo, eles deveriam invariavelmente ajudá-los a se levantar para evitar as forças da magia. Na aldeia de Slätthög em Småland, na Suécia, dizia-se que se deveria tomar cuidado para não derramar a água do banho de uma criança diretamente no chão. Se assim fosse, a água atingiria as criaturas do submundo, que mais tarde se vingariam infligindo epilepsia à criança.

Também era uma noção generalizada de que a epilepsia poderia ser o castigo de Deus por atos malignos perpetrados pelo sofredor ou seus ancestrais.

A cristianização reforçou a crença na cura por meio de rituais religiosos. O Novo Testamento descreve como Jesus curou um menino que sofria de "loucura", ou seja, epilepsia: "E Jesus repreendeu o diabo, e ele saiu dele: e a criança ficou curada desde aquela hora." As curas mais usadas incluíam orações, jejuns, sacrifícios e exorcismos (expulsão de demônios). Alguns santos também foram invocados.

"Colocar a doença no chão" era um princípio de tratamento comum. Para conduzir doenças para o solo, o paciente poderia, por exemplo, colocar no chão um braço que estava se contorcendo durante uma convulsão. "Empurrar", ou seja, puxar o paciente através de uma abertura natural, como uma fenda de pedra ou uma árvore oca, também pode ajudar a prevenir convulsões.

Acreditava-se também que carregar um amuleto ou uma bolsa cheia de órgãos de animais secos em volta do pescoço poderia ter um efeito curativo. Outras formas de tratamento incluíam castração, sangria, sanguessugas e craniotomia (para liberar espíritos malignos), cinzas de roupas queimadas usadas durante convulsões, ervas, vários metais, sangue humano e animal, urina e crânios humanos triturados. Os métodos eram ineficazes na melhor das hipóteses e diretamente prejudiciais na pior das hipóteses. A sangria também foi usada como cura para a epilepsia. Beber sangue humano ou animal também era freqüentemente usado como método de tratamento.

Nos primórdios da impressão, os manuais de ervas desempenharam um papel importante. Os livros costumavam ser abençoados pelo bispo local, que especificava que "esta erva ajudará - se Deus quiser".

Os sais de brometo foram introduzidos no tratamento da epilepsia na Noruega na década de 1930 e permaneceram em uso até cerca de 1950. Os sais eram frequentemente adicionados ao pão. A prática continuou apesar do fato de que outras drogas mais eficazes haviam sido introduzidas. Os sais de brometo reduziram as convulsões, mas podem ter efeitos adversos graves, como grandes furúnculos na pele. Infelizmente, a história mostra que, uma vez introduzido um método de tratamento, pode levar muito tempo até que seja abandonado, mesmo que tenha sido comprovado que é prejudicial.

A lobotomia foi usada como método de tratamento em hospitais psiquiátricos noruegueses da década de 1940 até 1957. É menos conhecido que pessoas com epilepsia também foram submetidas a esse tratamento, o que resultou em vários graus de dano cerebral. Alguns dos que não sofriam previamente de epilepsia desenvolveram epilepsia pós-operatória, bem como outros sinais de lesões no lobo frontal.

Durante muitos séculos, certas formas de ataques epilépticos, por exemplo, ataques parciais complexos caracterizados por indiferença e comportamento estranho, foram interpretados como loucura. Quando os asilos psiquiátricos foram estabelecidos em 1800, muitos epilépticos foram enviados para lá.

No final do século XIX, a epilepsia era considerada uma doença degenerativa. "A chamada degeneração epiléptica inclui o desenvolvimento de um desequilíbrio da mente, defeitos morais, falsidade, fraqueza, muitas vezes dipsomania e uma predileção pela vadiagem".

Dell descreveu as características das pessoas com epilepsia assim: o paciente era "insano e malévolo, com tendência a ataques imprevisíveis de violência e loucura, talvez tendências assassinas e certamente depravação moral". Hiper religiosidade, hipergrafia e hiposexualidade também foram consideradas como características da personalidade epiléptica.

Marcadas pelo estigma social que acompanhou o diagnóstico, as pessoas com epilepsia, embora de todas as idades, tenham dificuldade em encontrar trabalho. Muitos foram forçados a mendigar, outros aceitaram trabalhos ocasionais e outros receberam assistência social. No mundo em geral, o desemprego continua alto entre as pessoas com epilepsia, e a discriminação no mercado de trabalho continua a ser comum, mesmo no século XXI.

O psiquiatra alemão Hans Berger, que descobriu a eletroencefalografia (EEG) em 1924, foi o primeiro a mostrar que a epilepsia estava associada à atividade elétrica anormal no cérebro. Infelizmente, isso não ajudou a mudar a visão das pessoas sobre a epilepsia de forma apreciável.

Na Alemanha, na década de 1920, presumia-se que oitenta por cento dos que viviam nas colônias de epilepsia tinham uma forma hereditária de epilepsia. Esta era foi marcada por idéias de higiene racial. Pessoas com doenças hereditárias, incluindo epilepsia, deveriam ser impedidas de ter filhos. Foram iniciadas esterilizações forçadas e extermínio de todas as crianças deficientes com menos de três anos. Na prática, todas as pessoas com deficiência até a idade de dezessete anos foram mortas.

No período de 1907 – 1964, sessenta mil pessoas com epilepsia foram esterilizadas, incluindo trinta na Noruega. Na Noruega, até 1969, todos eram obrigados a revelar sua epilepsia antes do casamento. Se tal informação fosse retida, o casamento poderia ser anulado.

A retificação de mitos e equívocos sobre a epilepsia tem sido um processo lento. Até hoje, muitos vivenciam os preconceitos como um fardo adicional tão difícil de lidar quanto a própria epilepsia. É por isso que tantas pessoas com epilepsia sofrem de depressão e ansiedade e não gostam que os outros saibam que têm epilepsia. Isso não é aceitável, mas podemos melhorar a vida das pessoas com epilepsia ao aumentar a conscientização sobre o distúrbio.

Obrigado

Gostaria apenas de agradecer especialmente a todos os meus leitores e apoiadores, bem como a todos os membros do meu grupo no Facebook: "Epilepsy Questions and Answers" que ajudam a apoiar e conscientizar a comunidade de epilepsia e suas famílias e amigos . Por favor, deixe um comentário sobre o(s) meu(s) livro(s) na plataforma escolhida.

Don't miss out!

Visit the website below and you can sign up to receive emails whenever Bernadette Booysen publishes a new book. There's no charge and no obligation.

https://books2read.com/r/B-A-JSCV-FPZBC

BOOKS 2 READ

Connecting independent readers to independent writers.

Also by Bernadette Booysen

Epilepsy

My Lessons and Experiences

The Myths and the Facts

الأساطير والحقائق

�����

Die Mythen und die Fakten

I Miti e i Fatti

Os Mitos e os Fatos

���� �� ����

�����

Les mythes et les faits

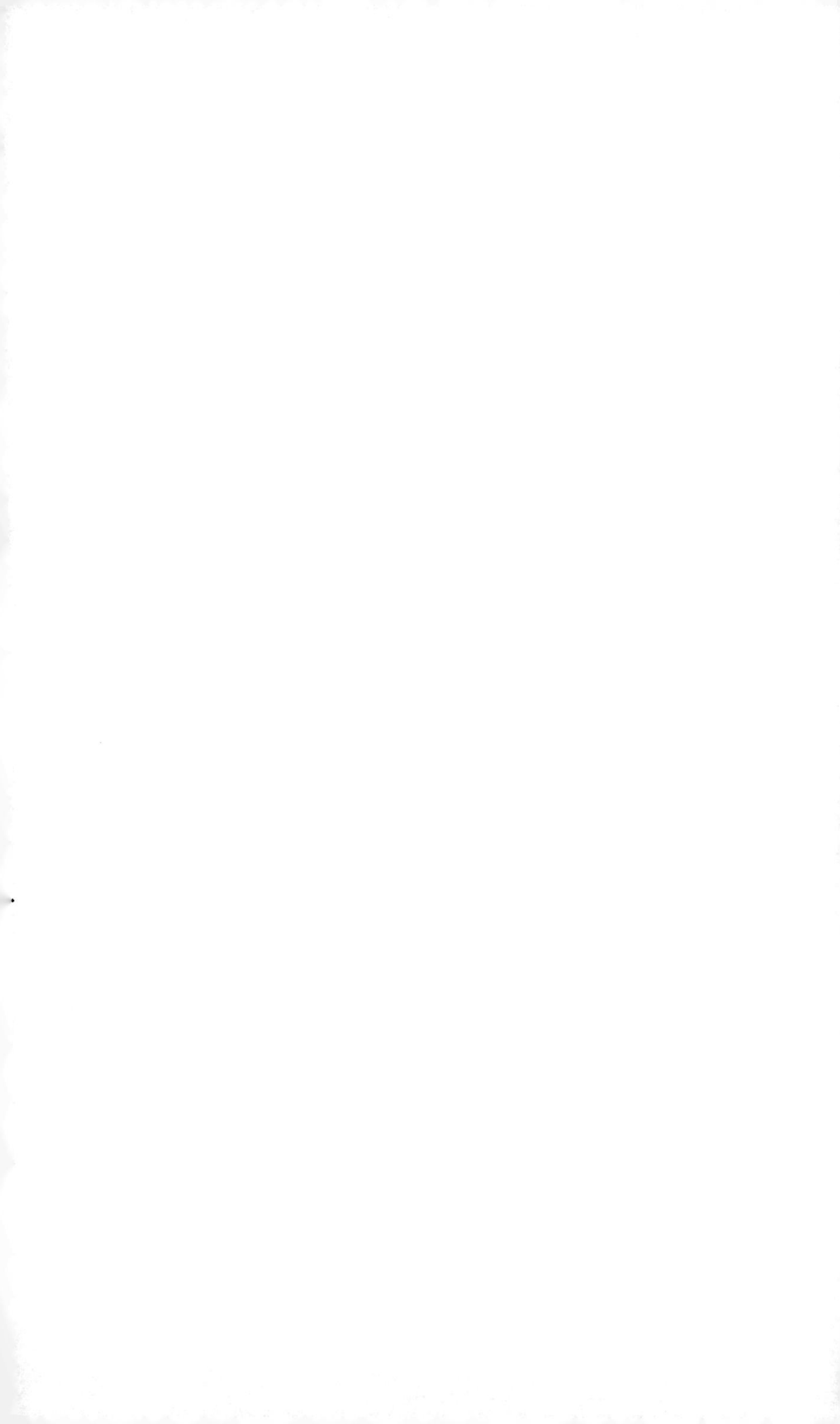

www.ingramcontent.com/pod-product-compliance
Ingram Content Group UK Ltd.
Pitfield, Milton Keynes, MK11 3LW, UK
UKHW021936190726
13853UKWH00004B/1473

9 798215 519257